AF726669

Das Praxisbuch der Heilsteine

Wie du mit der Kraft der Steine deine Selbstheilungskräfte aktivierst und dein volles Potential entfaltest

Milea Groninger

WirmachenDruck.de
Sie sparen, wir drucken!

Alle Ratschläge in diesem Buch wurden vom Autor und vom Verlag sorgfältig erwogen und geprüft. Eine Garantie kann dennoch nicht übernommen werden. Eine Haftung des Autors beziehungsweise des Verlags für jegliche Personen-, Sach- und Vermögensschäden ist daher ausgeschlossen.

ISBN: 978-3969304259
Copyright © 2022 Milea Groninger
Email: info@edition-lunerion.de
www.edition-lunerion.de

Alle Rechte, insbesondere das Recht der Vervielfältigung und Verbreitung der Übersetzung, vorbehalten. Kein Teil des Werkes darf in irgendeiner Form (durch Fotokopie, Mikrofilm oder ein anderes Verfahren) ohne schriftliche Genehmigung des Verlages reproduziert oder unter Verwendung elektronischer Systeme gespeichert, verarbeitet, vervielfältigt oder verbreitet werden.

Psiana eCom UG
Berumer Str. 44
26844 Jemgum

INHALT

Vorwort

Jeder Mensch kennt es zweifellos: Ein wenig Druck im Kopf hier, ein wenig Schmerz dort, nervige Wehwehchen, depressive Verstimmungen – und schon war es das mit der Lebensfreude. Körperliche und geistige Krankheiten sind leider bei vielen Menschen alltägliche Begleiter geworden, mit denen gelernt werden muss, zu leben. Die Ärzte verschreiben Medikamente und Therapien, um eine Linderung der Beschwerden zu bewirken. Bis diese eingetreten sind, kann meist nichts weiter getan werden, als sich Zeit, Ruhe und Erholung zu gönnen.

Es ist durchaus möglich, diesen Prozess zu unterstützen und in eigener Verantwortung zur Gesundwerdung und Gesunderhaltung unseres Körpers und unseres Geistes beizutragen. Dazu bedarf es lediglich der richtigen Informationen, Anleitungen und des praktischen Umsetzens dieses neuen Wissens.

Was wäre also, wenn wir den Kampf um unsere Gesundheit und um unser Wohlergehen nicht allein durchstehen müssten, sondern stattdessen selbst etwas tun könnten? Was wäre, wenn wir neben den medizinischen Therapien eine Unterstützung erhalten könnten, die uns in herausfordernden Zeiten kräftig unter die Arme greift? Was wäre, wenn wir uns selbstständig mit frischer Kraft und neuer Lebensenergie versorgen könnten, wann immer wir es benötigen?

Die Welt der Heilsteine

Willkommen in der Welt der Heilsteine. Die Heilsteinlehre ist ein faszinierendes Thema, das nicht müde wird, die Menschen immer wieder zu überraschen. Edelsteine und Kristalle gibt es in den verschiedensten Formen und Farben, wobei einige Exemplare mit ihrer außerordentlichen Klarheit für Eleganz und Klasse stehen, während andere wiederum durch aufregende Farbspiele ihre ungewöhnliche und einzigartige Erscheinung zum Ausdruck bringen. Es ist nicht nur höchst beeindruckend, welche Schönheit die Kräfte der Natur über einen so langen Zeitraum durch Druck, Temperatur und Gesteinszusammensetzung erschaffen können, sondern auch, welche Informationen diese wundersamen Mineralien beinhalten. Heilsteine verkörpern eine unvorstellbare Energie, die ebenso einzigartig ist wie jeder Mensch auf dieser Welt. In gewisser Hinsicht sind wir uns nicht einmal besonders unähnlich, denn wie jedes Individuum beherbergen auch Mineralien ein geheimnisvolles, verborgenes Wesen.

Nicht ohne Grund haben wir so viel Freude daran, Edelsteine zu betrachten, sie zu berühren und sie in Form von Schmuck am Körper zu tragen. Diese Verbindung kommt nicht von ungefähr, denn auch, wenn wir es manchmal nicht bemerken, so haben unsere liebsten Schmuckstücke einen positiven Effekt auf uns. Nicht nur optisch tun sie unserem Äußeren gut, sondern auch auf der energetischen Ebene profitieren wir von ihren einzigartigen Kräften. Doch was macht diese speziellen Mineralien so besonders? Wie kommt es zustande, dass sie heilende Energien speichern? Wie können wir diese zu unserem eigenen Wohl nutzen? Begebe dich auf eine Entdeckungsreise in die großartige und faszinierende Welt der Heilsteine und richte dich auf interessante Informationen, konkrete Anwendungsbeispiele und praktische Schritt-für-Schritt-Anleitungen ein.

Was dich in diesem Buch erwartet

Zunächst werden wir uns der Theorie der Heilsteinlehre widmen und erfahren, welche Mineralien es überhaupt gibt, wie diese entstehen und welche Sagen und Mythen sich bis zur heutigen Zeit um diese faszinierenden Steine ranken. Anschließend wird näher auf das System Körper eingegangen und darauf, wie dieser durch die Lebensenergie versorgt wird. Wir werden uns mit verschiedenen Fragen beschäftigen, zum Beispiel, durch welche Faktoren Blockaden im System und damit Krankheiten entstehen und welchen Einfluss spezielle Mineralien auf das entstandene Ungleichgewicht haben. Der Ansatz der Heilsteinlehre wird hier samt seiner Wirkungsweise näher erläutert. Selbstverständlich erhältst du mit diesem Buch eine Auflistung der wichtigsten Edelsteine und erfährst somit, welche Unterschiede in Form sowie Farbe und welche verschiedenen Anwendungsbereiche es gibt.

Anschließend gehen wir von dem theoretischen Teil des Buches in die Praxis über: Wie werden Heilsteine verwendet? Wie können sie mit Energie aufgeladen werden und wie sieht es mit der Lagerung aus? Welche Möglichkeiten gibt es, um den perfekten Heilstein für sich selbst zu bestimmen? Diese Fragen und noch mehr werden in den Kapiteln beantwortet werden. In einem kleinen Exkurs erfährst du sogar, welcher Zusammenhang zwischen den Sternzeichen und gewissen Mineralien besteht. Doch damit ist noch nicht genug, denn damit du den größtmöglichen Nutzen aus dem wertvollen Wissen über Heilsteine ziehen kannst, befasst sich das vorletzte Kapitel mit konkreten Anwendungsbeispielen, die dir mithilfe der praktischen Anwendung, ausführlicher Schritt-für-Schritt-Anleitungen verschiedener Methoden und einer Auswahl an geeigneten Heilsteinen zu einem zufriedenen und glücklicheren Leben verhelfen. Das letzte Kapitel geht abschließend noch einmal auf die Einzigartigkeit der menschlichen Persönlichkeit ein. Du erhältst die Möglichkeit, eine umfangreiche Analyse deines Selbst durchzuführen, um einen tieferen Einblick in deinen Geist und somit in deine verborgenen Antriebe und Wünsche zu bekommen. Freue dich auf die Vielseitigkeit und die umfangreichen Anwendungsbereiche dieser Thematik. Tauche ein in die großartige Welt der Heilsteine!

Faszination Heilsteine

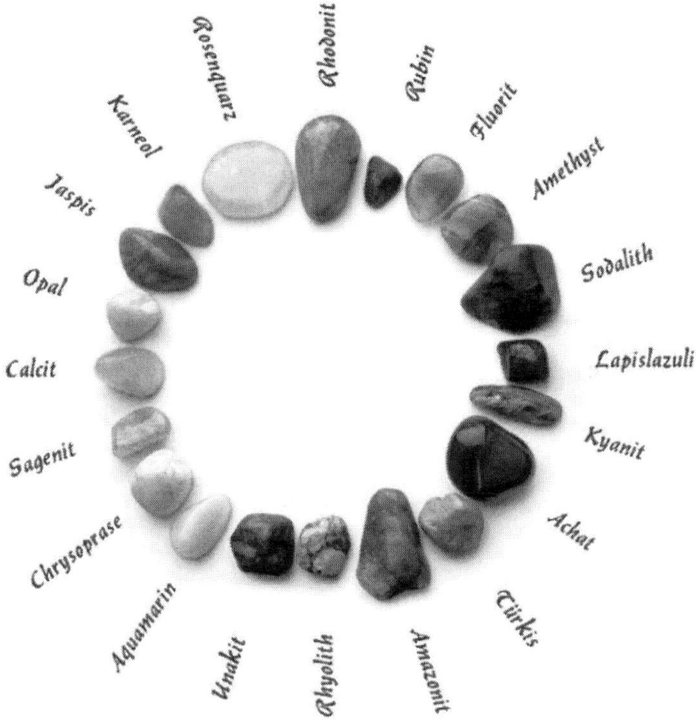

Auf der Erde existiert eine schier unendliche Vielfalt an Gesteinen, wobei sicherlich bis zum heutigen Zeitpunkt erst ein kleiner Teil entdeckt und erforscht wurde. So kann sich schnell Verwirrung breit machen, wenn es um die Begrifflichkeiten rund um die Steinlehre geht. Was ist nun der Unterschied zwischen einem gewöhnlichen Stein und einem Heilstein? Ist ein Edelstein auch immer automatisch ein Stein mit heilender Wirkung? Was sind Mineralien und welche Rolle nehmen Kristalle ein? Lass uns nun ein wenig Licht ins Dunkle bringen und für Klarheit sorgen. Lass uns die faszinierende Welt der Heilsteine ergründen.

Unter der Lupe: Mineral, Heilstein, Edelstein oder Kristall?

Mineralien

Mineralien sind natürlich vorkommende Festkörper, die entweder aus nur einem Element, zum Beispiel Schwefel, Diamant oder Graphit, oder eben aus mehreren Elementen bestehen, wie zum Beispiel Fluorit und Malachit. Zudem beinhaltet ihre Definition, dass sie *kristallin* aufgebaut sind, das heißt, dass sie eine eindeutige, gleichförmig chemische und physikalische Struktur aufweisen. Der Aufbau der Mineralien setzt sich aus symmetrischen Elementarzellen, also Ionen, Molekülen oder Atomen, zusammen, die identisch sind. Wenn diese sich wiederholt aneinanderreihen, bilden sie einen gleichförmigen, sich in alle Richtungen gleichmäßig erstreckenden Kristall. Mineralien, die keine kristalline Struktur aufweisen, werden ‚amorph' genannt, was aus dem Griechischen übersetzt ‚gestaltlos' bedeutet – streng genommen sind sie also keine Mineralien, die kristallin sind. Übrigens gehören auch Metalle, wie Gold oder Kupfer, zu der Gruppe der Mineralien, sie bestehen aus nur einem einzigen Element. Mineralien und Spurenelemente sind nicht nur einzigartige Entwicklungen an sich, sie sind auch notwendig, damit sich überhaupt vor Millionen von Jahren auf der Erde organisches Leben entwickeln konnte.

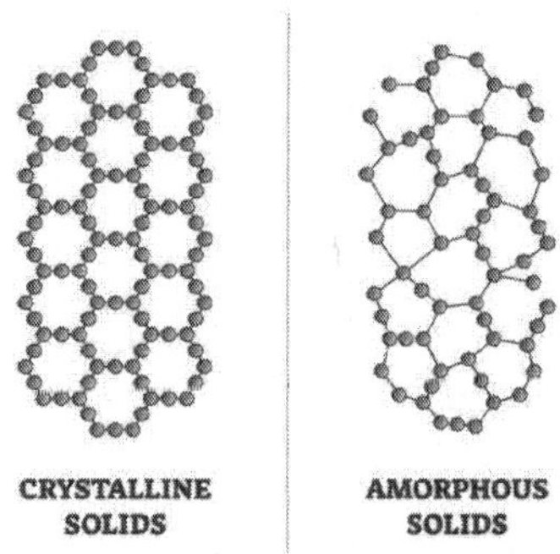

Ohne diese Gesteine gäbe es auch uns nicht, demnach sind sie ein Teil unseres Seins.

Heilsteine

Heilsteine sind Mineralien mit positiven Auswirkungen auf unseren menschlichen Körper – auf körperlicher, geistiger, mentaler oder seelischer Ebene. Der Begriff ‚Heilstein' umfasst auch Gesteine und Fossilien, die konkret zur Heilung von diversen Krankheiten, ob physischer oder psychischer Natur, genutzt werden. Also können nur jene Steine, deren heilende Effekte auf den Körper bekannt sind, zu der Gruppe der Heilsteine gezählt werden.

> Der Opal und der Obsidian sind amorph, technisch gesehen also keine Mineralien, und dennoch gehören sie dank ihrer gesundheitsfördernden Charakteristika zu den Heilsteinen. Auch Edelsteine können diese heilenden Eigenschaften besitzen: Diejenigen, die nicht nachweislich auf den Körper einwirken können, werden jedoch nicht zum Oberbegriff der Heilsteine gezählt.

Kristalle

Kristalle sind Mineralien, die sich durch ihre dreidimensional homogene Struktur von anderen Gesteinen hervorheben. Der Begriff findet seinen Ursprung im Griechischen „krýstallos", was für „Eis" steht. Bei den ersten Sichtungen von Kristallen im antiken Griechenland wurden vermutlich Quarz-Kristalle entdeckt, die fälschlicherweise zunächst für Eis gehalten wurden, weshalb sich diese Bezeichnung durchsetzte. In gewisser Hinsicht nehmen Kristalle unter den Heilsteinen eine besondere Rolle ein, denn sie schwingen in höheren Frequenzen und können Energie sehr gut speichern. Einige Beispiele dafür sind der Bergkristall, der Amethyst, der Diamant oder Silizium. Wenn von der einzigartigen Struktur von Kristallen gesprochen wird, ist von den sogenannten *Kristallgittern* die Rede. Sie weisen eine dreidimensional periodische Anordnung auf, das bedeutet, dass sich die einzelnen Elementarzellen des Kristalls, die kleinste Einheit innerhalb des Gitters, zu einem Netz aus Punkten zusammenfügen. Von jedem Punkt aus betrachtet und unabhängig von der Blickrichtung weist das Kristallgitter eine nahezu identische Struktur auf. Diese Struktur wird als kristallin bezeichnet. Des Weiteren kann diese Gruppe von Mineralien in weitere Formen unterteilt werden: *Quasikristalle* sind Kristalle, die keine einheitliche, dreidimensionale Symmetrie vorweisen können und dennoch wohl geordnet sind. *Kristallite* hingegen kennzeichnen sich durch eine Grenzfläche, das heißt, dass das eigentliche Kristallgitter aufgrund von bestimmten anliegenden Mineralien bei der Entstehung nicht frei wachsen konnte und sich so nur begrenzt ausgeprägt hat. Konnte sich das Kristallgitter hingegen unbeeinträchtigt formieren, spricht man von einem *Einkristall*. Es existieren sogar Flüssigkeiten, die aufgrund ihrer Struktur und Charakteristika als *Flüssigkristalle* bezeichnet werden.

Die Entstehung von Kristallen ist ein faszinierender und sehr komplexer Prozess, den man diesen Kostbarkeiten nicht unbedingt auf den ersten Blick ansehen würde. Bei der **magmatischen Entstehungsform** bilden sie sich in den Tiefen der Erde, denn im Erdkern, genauer in dem flüssigen Magma, befinden sich jene Mineralien, die für die Entstehung von Edelsteinen benötigt werden. Diese extrem heiße Masse verdichtet sich durch den unvorstellbaren Druck im Inneren der Erde zu Atomen und wenn sic aufsteigt, beginnt sie, abzukühlen. Dies geschieht allerdings nur ab einer Temperatur von über 1.000 °C und einem Druck von etwa 40.000 bar, welcher lediglich in einer Tiefe von weit über 100 Kilometern in der Erde erreicht werden kann. Das so entstandene Gestein nennen wir Kristall. Eine weitere Möglichkeit, wie sich Kristalle bilden können, ist die sogenannte **metamorphe Entstehung**. Bei diesem Prozess existieren bereits bestimmte Gesteinsschichten, die von heißem Magma durchdrungen werden. So verändern sich die Strukturen und die chemischen Zusammensetzungen der Mineralien, wodurch sich ein neuer Kristall formiert.

Edelsteine

Edelsteine sind ebenso wie Heilsteine Mineralien, doch was sie von anderen Mineralien unterscheidet, ist ihre Seltenheit. Der Begriff ist nicht eindeutig definiert und ob ein Stein zu den Edelsteinen gehört, kann sich über die Jahre ändern, doch grundsätzlich zeichnet sie ihre Schönheit, Farbenpracht oder besondere Klarheit aus. Zudem sind es meist jene Steine, die einen gewissen Härtegrad aufweisen, sodass sie bei Benutzung und Beanspruchung nicht an Glanz und Form verlieren. Diese Besonderheiten resultieren darin, dass diese Mineralien seit jeher als sehr wertvoll angesehen werden. Bekannte Edelsteine sind der Smaragd, der Rubin, der Aquamarin und natürlich der Diamant. Halbedelsteine wiederum kommen etwas häufiger vor als die ‚richtigen' Edelsteine und sie sind zudem etwas weicher, wie zum Beispiel der Aquamarin, der Amethyst und der Citrin. Die Formierung von Edelsteinen kann auf die gleiche Weise wie die der Kristalle erfolgen. Durch den **magmatischen Entstehungsprozess** bilden sich zum Beispiel der Diamant, der Rubin, der Saphir oder der Topas. Der Granat und der Smaragd sind nur zwei Beispiele für die **metamorphe Entstehungsform**. Sollten im Inneren der Erde mineralische Lösungen in einem flüssigen Zustand vorliegen, die durch extreme Hitze verdampfen, können Malachite, Türkise oder Opale entstehen. Diese Entstehungsform wird **sedimentär** genannt.

Ein Edelstein kann auch immer ein Kristall sein, jedoch gehört nicht jeder Kristall automatisch zu den Edelsteinen. Der größte Unterschied zwischen diesen Mineralien ist, dass Kristalle aufgrund ihrer Struktur definiert werden, denn sie sind eine reine Substanz aus Ionen oder Atomen, während bei den Edelsteinen die chemische Zusammensetzung von Bedeutung ist. Letztere heben sich durch ihre Seltenheit und Ortsgebundenheit ab, denn im Gegensatz zu Kristallen, die es auf der ganzen Welt in großen Mengen zum Beispiel in Form von Steinsalz oder Eis gibt, kommen Edelsteine nur begrenzt in speziellen Gegenden der Erde vor. Aus diesem

Grund sind sie sehr wertvoll und werden gern als Schmuck verwendet. Nichtsdestotrotz können Edelsteine eine kristalline Struktur aufweisen.

Nicht nur die Materie der Menschen, Tiere und Pflanzen richtet sich nach den natürlichen Gesetzen von Entstehung und Verfall, sondern auch jene der Edelsteine. Wir Menschen benötigen nur einige Jahre, um das erwachsene Alter zu erreichen, bei Edelsteinen und Kristallen hingegen dauert dieser Prozess viele Tausende von Jahren. Damit die Entstehung überhaupt gelingen kann, müssen einige Faktoren perfekt aufeinander abgestimmt sein: Druck, Temperatur, der Wassergehalt und die vorhandenen Strukturen in der Erde bestimmen den Charakter des sich bildenden Steins. Es müssen spezielle Voraussetzungen herrschen, damit ein Gestein überhaupt entstehen kann.

Einige Edelsteine benötigen für ihre Bildung enorme Temperaturen, wie beispielsweise Quarze oder Olivine, die bei der Abkühlung von geschmolzenem Magmagestein zwischen 600 °C bis 1.300 °C entstehen. Bei einer fortschreitenden Abkühlung werden die Bedingungen für die Kristallisation von Aquamarinen, Turmalinen und Topasen begünstigt. Teilweise benötigen einige Gesteinsarten für ihre Entstehung Wasser, Silizium und Kohlendioxid, andere hingegen bilden sich erst, wenn die Erdoberfläche verwittert und sich verschiebt. Komplexe chemische Verbindungen, die sich im Laufe von Millionen von Jahren zusammensetzen, erschaffen diese äußerst vielfältigen Wunder in Form von Heilsteinen, wobei das einzigartige Zusammenspiel von Druck, Temperatur und den vorhandenen Bedingungen über Form, Größe, Gewicht, Farbe, Härtegrad, Leuchtfähigkeit, elektrische Leitfähigkeit, Wirkung und vieles mehr entscheiden. Nicht umsonst werden Edelsteine und Kristalle als die Schätze der Erde bezeichnet.

DIE KRAFT DER WELT GEBÜNDELT: WAS HEILSTEINE KÖNNEN

Wie ein Heilstein wirkt und welche Informationen er in sich gespeichert hat, wird maßgeblich durch seinen Entstehungsprozess beeinflusst. Der Zeitraum, in dem er gewachsen ist, sowie die vorhandenen Mineralien, aus denen er sich zusammensetzt, bestimmen, was der Heilstein kann. Da die Faktoren, die zur Entstehung der Steine beitragen, höchst individuell sind, bündelt auch jedes Exemplar eine ganz eigene, einmalige Kraft in sich.

Wirkungsweise der heilenden Mineralien und Gesteine

Die Steinheillehre geht davon aus, dass Steine spezielle energetische Schwingungen besitzen, die je nach Art, Aufbau, Pflege und weiteren Faktoren für bestimmte Eigenschaften und Wirkungen stehen. Auch wir Menschen besitzen Schwingungen, die mit Informationen gleichzusetzen sind. Wenn wir in Resonanz mit den Frequenzen anderer gehen, nehmen wir deren Schwingungen in uns auf. So verhält es sich auch mit Steinen: Wenn wir die Informationen, mit denen sie angereichert sind, empfangen und in unseren Körper integrieren, haben die Heilsteine einen direkten Einfluss auf uns und unser Wohlergehen. Die konkreten Charaktere der Heilsteine können genutzt werden, um Erkrankungen zu mildern oder zu kurieren sowie den Prozess der Heilung zu unterstützen.

Des Weiteren fallen Heilsteine durch ihre besonderen Farben und Farbspiele auf. Dieses Licht beeinflusst ebenfalls unsere physische und psychische Ebene, denn auch Farben schwingen mit speziellen Frequenzen. Jede Frequenz und damit auch jeder Farbton stehen für bestimmte Eigenschaften. Deshalb gibt es keine zwei gleichen Mineralien, die sich exakt identisch auf den Menschen auswirken. Es kann also mit Sicherheit festgestellt werden, dass jeder Heilstein etwas Besonderes ist und jedem Exemplar ein anderer Einsatzbereich zuteilwird.

Einige Mineralien, Gesteine und Fossilien, welchen eine heilende Wirkung nachgesagt wird, helfen bei Problemen, wie Depressionen, Migräne und Neurodermitis, während andere wiederum bei Entgiftung, Verdauungsbeschwerden, Gewichtsreduzierung oder unerfülltem Kinderwunsch eingesetzt werden. Weitere Heilsteine finden ihre Anwendung bei Prüfungsängsten, psychischer Anspannung und Niedergeschlagenheit. Die Liste der Einsatzbereiche von Heilsteinen ist unglaublich umfassend und könnte hier unendlich weitergeführt werden. Konkrete Angaben inklusive Details und praxisorientierten Informationen zu den Eigenschaften der wichtigsten und kraftvollsten Heilsteine findest du in dem späteren Kapitel „Heilsteinkunde".

VON SAGEN UND MYTHEN: DER ZAUBER DER HEILSTEINE

Das Wissen um besondere Steine, die die Fähigkeit haben, körperliche und geistige Erkrankungen zu heilen, ist bei Weitem nichts Neues. Bereits in der Antike wusste man um die Wirkungen der Heilsteine und auch im Mittelalter wandte man diese Methode zur Behandlung von Beschwerden an. Von Bildern und anderen Kunstwerken, die vor Jahrhunderten geschaffen wurden und die damaligen Zeiten künstlerisch festhielten, wissen wir, wie verbreitet das Rühmen berühmter und wohlhabender Herrscher mit wertvollen Edelsteinen war. Sie schmückten sich mit ihnen, indem sie sie in ihre Kronen einarbeiten ließen. Auch prachtvolle Steine in den Griffen von Schwertern zeugten von einem entweder wohlhabenden oder besonders begabten Besitzer. Die imposanten Edelsteine waren nicht nur optisch ein Highlight, sie sollten zudem Glück und Erfolg über ihre

Träger bringen sowie den weltlichen Status dieser stärken. Bis heute ist dieses Einsatzgebiet der Steine erhalten geblieben.

Bei Ausgrabungen fand man in zahlreichen Gräbern diversen Schmuck, nicht selten mit Edelsteinen verziert. Diese Funde zeugen davon, dass selbst vor Tausenden von Jahren Heilsteine benutzt wurden und von unschätzbarem Wert waren.

Einen Effekt auf körperliche und geistige Leiden sagte man den heilenden Exemplaren schon im Mittelalter nach. Des Weiteren fanden sie Anklang in den Religionen der Welt, ob im Christentum oder im Islam. Selbst die altindischen Veden, welche religiöse Schriften des Hinduismus sind, die schätzungsweise vor etwa 3.000 Jahren vor Christus verfasst wurden, liefern konkrete Anleitungen zum Gebrauch von Edelsteinen, unter anderem in Form von Elixieren, Pasten, Pulvern oder durch den Gebrauch des ganzen Steins. Auch die Griechen, Römer und Araber sind nur einige Völker, in deren längst vergangenen Schriften Hinweise auf die Steinheilkunde und philosophische Texte bezüglich der spirituellen, magischen, mystischen und heilenden Energien gefunden wurden.

Hildegard von Bingen

Der Name Hildegard von Bingen (*1098, † 1179) ist in der Heilsteinlehre mittlerweile gang und gäbe. Sie wird heutzutage als Heilige verehrt, da sie ihre Lebenszeit mit der Behandlung ihrer Mitmenschen durch Kräuter als auch durch Heilsteine verbrachte. Dank ihres Wissens, das sie in zwei Büchern veröffentlichte, können wir noch heute davon profitieren. Diese heilige Persönlichkeit war der erste Mensch überhaupt, der ausführlich über die Wirkungen der Heilsteine berichtete und die Erkenntnisse in schriftlicher Form für die Nachwelt festhielt.

Hildegard von Bingen führte die Wirkung der außergewöhnlichen Mineralien auf ihre Entstehung zurück: Sie war der Meinung, dass Heilsteine aus dem Feuer hervorgehen. Dieses Element ist jenes, das dem Teufel, der die Ursache für menschliche Leiden ist, nicht behagt. Er flüchtet vor dem Fegefeuer, weshalb er Menschen fernbleibt, die die Schwingungen von Heilsteinen aufgenommen haben. Scheut der Teufel einen Menschen, so kann er laut Hildegard von Bingen auch kein Leid und keine Krankheit über diesen bringen. Auch wenn dieser Ansatz heute nicht mehr aktuell ist, so hat sich die Wirkung der Heilsteine nicht verringert. Besonders die von der heiligen Hildegard von Bingen zusammengestellten speziellen Eigenschaften einzelner Steine, von Achat bis Topas, werden bis zum heutigen Tag in der Heilsteinlehre berücksichtigt.

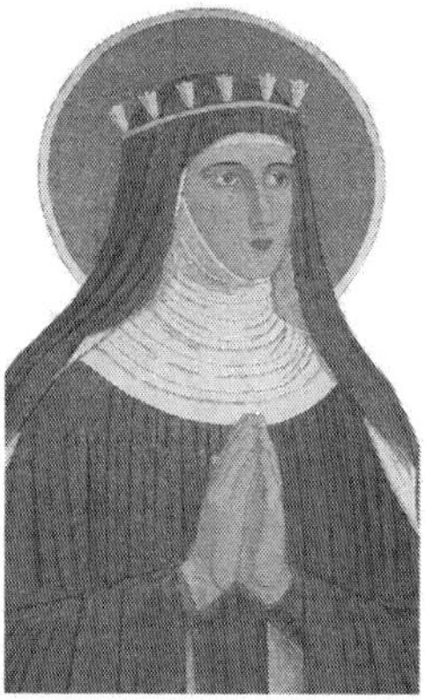

Hildegard von Bingen ist eine der berühmtesten Heilkundlerinnen des 12. Jahrhunderts. Ihre medizinischen Werke beschäftigten sich insbesondere mit Krankheiten und deren Heilungen. Sie glaubte an die Kraft der Edelsteine und beschrieb insgesamt 24 Heilsteine in ihren Büchern. Auch wenn der Großteil ihrer Forschungen heute widerlegt ist – es zeigt, dass Edelsteine die Menschheit schon immer fasziniert haben.

Heilsteinkunde heute

Die moderne Wissenschaft bezweifelt bis zum heutigen Tag die außergewöhnlichen Kräfte der Heilsteine, besonders in Bezug auf die Linderung körperlicher und geistiger Beschwerden. Dies konnte auch noch nicht durch wissenschaftliche Techniken nachgewiesen werden, dennoch sprechen die unzähligen Berichte von Menschen für sich, die mithilfe der Steine ihre Beschwerden heilen konnten. Ein großer Einfluss dabei spielt der Glaube an die Wirkungsweise, der darüber entscheiden kann, ob die Behandlung wirkt oder eben nicht. Heilsteine sind im Rahmen der Naturheilkunde auf der ganzen Welt seit Jahrtausenden gängige Praxis – einen besseren Beweis für ihre Wirkung kann es nicht geben.

Trotz dessen erkennt die Wissenschaft die einzigartigen Eigenschaften spezieller Steine in gewisser Hinsicht an, denn sie greift auf diese bei der Herstellung einiger Waren zurück. So ist Quarz zum Beispiel bei der Fertigung von Armbanduhren ein unersetzbares Element. Des Weiteren werden bei medizinischen Lasern Rubine benötigt und die Fenster von Raumfähren weisen Spuren von Saphiren auf.

Auch wenn die gegenwärtige Medizin aufgrund ihrer Ansichten und Herangehensweisen auf den Gebrauch von Heilsteinen verzichtet, so blüht die Heilsteinkunde heutzutage dennoch auf. Dank der Verbreitung von Wissen durch das Internet und den unumstrittenen Anstieg von Volkskrankheiten ist das Interesse der Bevölkerung an diversen alternativen Heilmethoden stark angestiegen. Die Menschen öffnen sich zunehmend für die spirituellen und mystischen Praktiken der Vorfahren, darunter auch die Heilsteinkunde. Es ist also kein Wunder, dass Edelsteine und ihre besonderen Wirkungen immer mehr Anklang finden.

Das System Körper

Der menschliche Körper ist wahrlich ein Kunstwerk und Wunder der Natur zugleich – darin sind wir uns wohl alle einig. Es ist ein solch komplexes System, dass selbst die Wissenschaften in den letzten Jahrhunderten noch nicht in der Lage waren, es vollends zu verstehen. Obwohl viele Gründe für manche Vorgänge teilweise noch immer ein Rätsel für Mediziner und Forscher sind und exakte Funktionsweisen noch erforscht werden müssen, ist erwiesen, dass man selbst mit seiner Lebensweise den größten Einfluss auf den Körper hat. Wie wir unser Leben gestalten, also was wir zu uns nehmen, mit welchen Menschen wir uns umgeben sowie was wir tun, sagen, denken und fühlen, bestimmt über unser Wohlergehen, ob physisch oder psychisch. Der Körper ist ein vielseitiger und umfassender Organismus: eine Einheit aus Geist, Bewusstsein, Physis und Seele – eben alles, was uns als einmaliges Individuum auszeichnet. Doch was hält uns zusammen? Welche Kraft bestimmt und hält die einzelnen Funktionsabläufe am Laufen und was genau sind Krankheiten? Lass uns nun etwas tiefer in die Materie eindringen und herausfinden, welche Rolle die Heilsteine dabei spielen können.

DIE LEBENSENERGIE – DIE TREIBENDE KRAFT DES UNIVERSUMS

Es existiert eine treibende Kraft im Universum, die alles und jeden umfasst. Auf der ganzen Welt bezeichnen die verschiedenen Völker diese Energie unterschiedlich, doch was die Religionen und Kulturen gemeinsam haben, ist, dass sie alle diese universelle Lebensenergie anerkennen.

Ob Inder mit **Prana**, Chinesen mit **Qi**, die alten Griechen mit **Pneuma**, die Germanen des Mittelalters mit **Wyrd**, die Japaner mit **Ki**, die Tibeter mit **Lung, Tripa** und **Päken,** die Polynesier mit **Mana** oder, wie wir später noch sehen werden, der deutsch-amerikanische Arzt Wilhelm Reich mit **Orgon** – all diese verschiedenen Begriffe beschreiben das Phänomen jener Energie, die alles zusammenhält. Egal, welcher Name der Lebensenergie in den Völkern gegeben wurde: Sie alle sprechen entweder von einem Elixier des Lebens, dem Hauch des Lebens oder einem universellen Netz, das mit allem verbunden ist. Kein lebendiges Wesen kann ohne die Lebensenergie existieren. Die Lebensenergie stellt die notwendige Kraft zur Verfügung, die für die Aufrechterhaltung des Systems „Körper" benötigt wird, dazu zählen die physischen Bereiche – wie das Herz-Kreislaufsystem, die Verdauung und das Immunsystem – sowie die Psyche und das Bewusstsein. Der Mensch wäre nicht so einmalig und höchst individuell mit seinem einzigartigen und vollkommenen Körper sowie seinen speziellen Begabungen und Denkweisen ohne die Lebensenergie, die alles durchströmt.

ALLES FLIESST: WIE HEILSTEINE ENERGIE ERZEUGEN UND BEEINFLUSSEN KÖNNEN

Selbstverständlich ist es notwendig, dass die Lebensenergie in der Lage ist, frei durch unser System ‚Körper' fließen zu können, damit wir sie voll ausschöpfen und gesund sind. Doch wenn Blockaden, Störungen oder Stauungen den Fluss behindern, gelangt die lebensnotwendige Kraft nicht länger in alle Bereiche des Körpers. Unter diesen Umständen fühlen wir uns nicht länger wohl und werden krank. Eine Beeinträchtigung des Flusses der Lebensenergie nehmen wir als physische und psychische Beschwerden, Leiden und Krankheiten wahr. Eine unnatürliche Lebensweise ist die Hauptursache für eine Störung im System. Wenn wir unserer Natur zuwiderhandeln, indem wir einerseits Dinge tun, die für unseren Körper und Geist schädlich sind, und andererseits Dinge unterlassen, für die wir geschaffen wurden, gerät der Mensch in eine Disharmonie.

Wenn es um die universelle Lebensenergie geht, spielt auch immer das natürliche Gleichgewicht eine Rolle. So müssen auch die körperliche und geistige Ebene ausbalanciert sein, damit wir gesund bleiben. Leider ist ein weit verbreitetes Phänomen der heutigen Gesellschaft das Leben in der materiellen Welt. Wir gestehen den Gegenständen und den Dingen, die wir sehen und anfassen können, eine deutlich höhere Wertschätzung zu als unserer inneren Welt mit all jenen Gedanken und Gefühlen.

Dabei ist Stress mittlerweile ein ständiger Begleiter des modernen Menschen. Er wirkt sich nicht nur auf unsere Gedanken aus, sondern zeigt sich auch in körperlichen Beschwerden. Wenn die Anspannung in unserem Leben überwiegt und wir uns keine Zeit nehmen, um ihr mit bewusster Entspannung entgegenzuwirken, manifestieren wir unfreiwillig ein Ungleichgewicht und somit eine Blockade der Lebensenergie.

Das System Körper schöpft seine Lebensenergie aus vielen Quellen, dabei besitzen die feinstofflichen eine genauso wertvolle Bedeutung wie die grobstofflichen: Einerseits erhalten wir die Lebensenergie durch die Atmung und die Ernährung. Andererseits nähren uns auch Dinge wie zwischenmenschliche Beziehungen oder das Ausüben unserer tiefsten Leidenschaft. Positive Gedanken und das Zulassen sowie Akzeptieren der eigenen Gefühle, ob wir sie als angenehm oder unangenehm wahrnehmen, sind essenziell für unsere Gesundheit. Eben alles, was für die Wiederherstellung des natürlichen Gleichgewichtes und der Harmonie sorgt, bringt die Lebensenergie unweigerlich wieder zum Fließen, neben beispielsweise Bewegung, Massagen und Spiritualität eben auch die Anwendung der Heilsteine.

Grobstoffliche Quellen, aus denen wir Energie ziehen, bestehen aus fester Materie, die wir nicht nur sehen, sondern auch berühren können, wie zum Beispiel Nahrungsmittel. Feinstoffliche Quellen hingegen sind Kräfte, die wir weder anfassen noch sehen können, man könnte sie auch als übersinnlich bezeichnen. Die Energie oder die Aura jedes Menschen gehört zu dieser Gruppe.

Wir können aus verschiedenen Gründen einen Mangel an Lebensenergie wahrnehmen. Im Extremfall fühlen wir uns dann schlapp, träge und müde, wobei uns das Interesse und die Motivation für diverse Tätigkeiten fehlen. Doch woher kommen diese Schwäche und diese Kraftlosigkeit? Welcher Lebensumstand entzieht uns unsere wertvolle Energie?

Einerseits hat unsere Umwelt einen Einfluss auf das Qi, also unsere Beziehungen zu anderen Menschen, unsere Arbeit oder unsere familiäre Situation. Dazu zählen auch das Wetter, wie viel Zeit wir in der Natur verbringen und mit welcher Art von sozialem Umfeld wir uns umgeben. Zudem entsteht ein Teil des Qi aus der Nahrung – wenn wir uns also besonders unnatürlich ernähren und Mahlzeiten zu uns nehmen, die wenig Qualität und Nährstoffe beinhalten, kann der Körper auf diesem Weg nicht genügend Energie ziehen.

Andererseits nährt sich die Lebensenergie von unserem Geist, also von unseren Gedanken und Emotionen. Aber auch die Sicht, die wir auf das Leben haben, unsere Bestrebungen und Ziele sowie unsere Herangehensweise an Probleme und unser Umgang mit schwierigen Situationen bestimmen, wie viel Lebensenergie wir dabei verbrauchen. Schwere Schicksalsschläge, wozu unter anderem Scheidungen, Unfälle, Krankheiten oder der Tod eines Mitmenschen gehören, sowie depressive Gedanken können einen Energiemangel verursachen. Diese Faktoren rauben uns wortwörtlich das Leben und wir bleiben mit einem Mangel an Energie, Freude und Schaffenskraft zurück. Du kannst davon ausgehen, dass der derzeitige moderne Lebensstil eines Menschen innerhalb der westlichen Gesellschaft dauerhaft Lebensenergie verbraucht, und zwar deutlich mehr, als es gesund ist. Aus diesem Grund kannst du mithilfe vieler Techniken, darunter Akupressur, dafür sorgen, dass es gar nicht erst zu einem Verlust von Lebenskraft und zu schweren Krankheiten aufgrund eines Qi-Mangels kommt. Kurble stattdessen die Energie an, noch bevor sich der Notstand auf körperlicher und geistiger Ebene durch Leid zeigt.

Die nun aufgezählten Akupressurpunkte können zur Steigerung der Lebensenergie durch das gleichmäßige Drücken und anschließend das kreisende Drücken für je eine Minute in beide Richtungen bearbeitet werden.

Akupressurpunkt	Hinweise
Magen 36 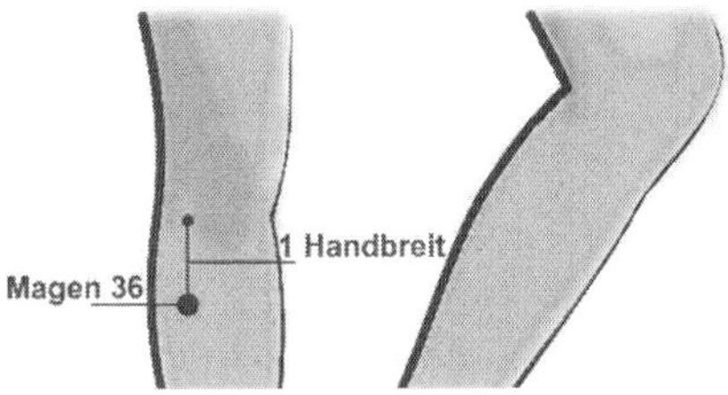	**Achtung:** nicht während der Schwangerschaft drücken!
Dickdarm 4 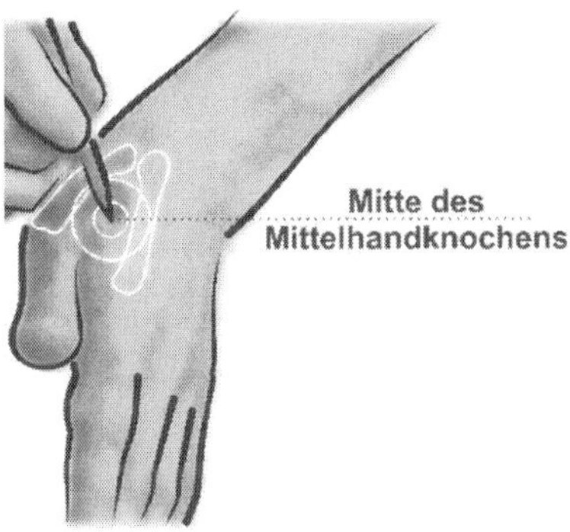	**Achtung:** nicht während der Schwangerschaft drücken!
Lunge 9 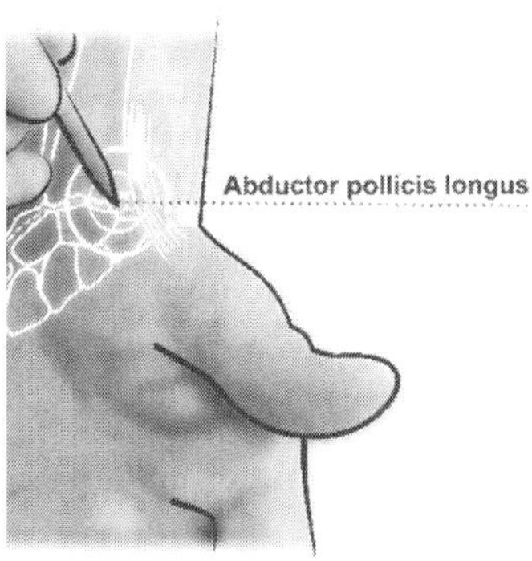	**Achtung:** nicht während der Schwangerschaft drücken!

KRANKHEITEN, DEPRESSION UND MEHR: WIDERSTÄNDE IM ENERGIEFLUSS

Der menschliche Körper ist ein komplexes System, das, entgegen der allgemeinen Meinung, nicht nur aus der körperlichen Ebene besteht, also jene, die man sehen, berühren und spüren kann. Ein neuer Blickwinkel auf diese Thematik, der auch die geistige oder seelische Ebene einschließt, ermöglicht eine ganzheitlichere Herangehensweise an die Linderung von Beschwerden und die Gesundheit.

Wir neigen dazu, unsere Aufmerksamkeit hauptsächlich auf unsere körperlichen Leiden zu richten und den Rest zu vernachlässigen. Schmerzen in diversen Bereichen, Hautirritationen, Wunden oder Organprobleme sind nur einige Beispiele für Beschwerden, die wir sehr ernst nehmen, da wir sie eindeutig wahrnehmen können. Doch was ist mit dem Geist? Besitzt dieser Teil, der zum Menschen gehört, gar keinen Einfluss?

Zum Glück erkennen immer mehr Menschen den Zusammenhang zwischen der Physis und der Psyche. Wir sind so viel mehr als nur unser äußeres Erscheinungsbild, denn jeder von uns besitzt auch ein Bewusstsein, Charaktereigenschaften und eigene Denkweisen wie kein Zweiter auf dieser Welt. Das System Mensch nur auf den Körper zu reduzieren, ist demnach eine unvollständige Perspektive. Die Lehre der sogenannten **Psychosomatik** hingegen erkennt die Verbindung zwischen Körper und Geist an.

Die Psychosomatik – ein holistischer Ansatz

Die Psychosomatik ist eine Betrachtungsweise in der Medizin, die körperliche Beschwerden unter anderem auf geistige Ursachen zurückführt. Allgemein verfolgt sie einen holistischen Ansatz, das bedeutet, sie versteht den Menschen als ein ganzheitliches System und eine Einheit, die sowohl körperlicher und geistiger als auch seelischer und sozialer Natur ist.

Bei der Diagnose einer Krankheit werden also nicht wie in der klassischen westlichen Medizin ausschließlich die physischen Faktoren berücksichtigt, die das Leiden ausgelöst haben könnten, sondern auch Störungen des Geistes. Der medizinische Befund schließt zudem eine psychologische Analyse mit ein, die unter Berücksichtigung aller körperlichen, seelischen und sozialen Einflüsse Aufschluss über den gesundheitlichen Zustand des Patienten geben soll. Basierend auf diesem Wissen kann ein Konzept zur Heilung des Problems entwickelt werden.

Der Begriff **Psychosomatik** kann in zwei aus dem Griechischen stammende Wurzeln unterteilt werden: „psyche" heißt so viel wie Geist / Seele und „soma" wird mit Körper übersetzt. Die Psychosomatik befasst sich mit der Wechselwirkung zwischen Gedanken, Gefühlen und den daraus resultierenden körperlichen Reaktionen. Alle geistigen Vorgänge haben demnach eine direkte Auswirkung auf unser Wohlergehen, wobei physische Beschwerden häufig ihre Ursache in negativen Empfindungen und Gedankenmustern finden. Das Gehirn ist der zentrale „Schaltkreis" des Körpers, der sämtliche überlebenswichtigen Abläufe regelt. Wenn es durch negative Gedanken und Energien beeinträchtigt wird, wird deutlich, warum keine Trennung zwischen dem persönlichen Empfinden und der körperlichen Ebene vorgenommen werden kann. Stress ist wohl einer der bekanntesten Auslöser für Erkrankungen, die im Rahmen der Psychosomatik behandelt werden können.

Krankheiten als Widerstände im Energiefluss

„Gesundheit ist der Zustand des vollständigen körperlichen, geistigen und sozialen Wohlempfindens und nicht nur das Freisein von Gebrechen." WHO (1948)

Eine weitere Herangehensweise an Krankheiten und ihre Ursachen, wie sie auch von der Naturheilmedizin und der Traditionellen Chinesischen Medizin gelehrt wird, ist das Leiden aufgrund einer Störung der Lebensenergie. Auch dieser Ansatz ist ein holistischer, denn wie bei der Psychosomatik wird hier keine Grenze zwischen dem Körper und dem Geist gezogen. Zudem besitzt der Begriff ‚Krankheit' eine etwas andere Bedeutung: In der klassischen Schulmedizin stellt eine Krankheit das Gegenteil von Gesundheit dar. Es ist ein Zustand, der entweder heilbar oder nicht heilbar ist. In der Naturheilkunde sind Krankheit und Gesundheit jedoch keine gegensätzlichen Konstitutionen, denn sie stehen vielmehr in einer dynamischen Beziehung zueinander – sie agieren in Wechselwirkung.

Wenn ein Mensch unter einer Krankheit leidet, ist dies kein zufälliger und willkürlicher Vorfall. Vielmehr ist die Krankheit ein Anzeichen für die Verfassung der individuellen Identität und der Lebensumstände des Betroffenen. Traumata, Krisen und weitere Herausforderungen des Lebens können dazu führen, dass der Körper-Geist-Seelen-Komplex aus dem Gleichgewicht gerät. Es entstehen Störungen und Blockaden im Energiefluss, die wiederum verhindern, dass die Lebensenergie frei fließen kann – eine Krankheit zeigt sich.

Die Naturheilmedizin sieht die Erkrankungen zudem nicht als ein Problem, sondern als eine Chance, das eigene Leben zum Besseren zu wenden. Wenn wir uns unwohl fühlen, ist dies der Indikator dafür, dass es etwas in unserem Leben gibt, dass unserer Harmonie und unserem inneren Gleichgewicht im Wege steht. Dank der Beschwerden, ob sie körperlicher oder geistiger Natur sind, werden wir auf diesen Umstand hingewiesen und erhalten die Möglichkeit, den Einklang und die Balance zwischen Körper und Geist wiederherzustellen. Dieser Ansatz gibt Aufschluss darüber, wie Krankheiten alternativ behandelt werden können. Wenn Widerstände im Energiefluss Krankheit und der freie Fluss der Lebensenergie Gesundheit bedeuten, so wird klar, dass wir zur Behebung des Problems unseren Blick auf die energetische Ebene richten sollten. Die Lösung liegt darin, Blockaden der Lebensenergie zu beseitigen und den Fluss dieser wieder in den natürlichen Zustand zurückzuversetzen. Solange die Balance nicht wiederhergestellt wird, kann auch der Mensch keine Linderung seiner Leiden erfahren. Auch für die Behandlung von schweren Krankheiten, wie zum Beispiel Krebs, ist dies ein Ansatz, der unterstützend zur regulären Therapie durch die Schulmedizin für wahre Erleichterung sorgen kann. Alternative Heilmethoden sind eine wunderbare unterstützende Ergänzung.

KOMM IN DEINE KRAFT: SELBSTHEILUNGSKRÄFTE MIT HEILSTEINEN AKTIVIEREN UND UNTERSTÜTZEN

Der ganzheitliche Ansatz der Naturheilkunde, der besagt, dass zunächst der Fluss der Lebensenergie funktionieren muss, bevor der Mensch gesund werden kann, ist hervorragend kompatibel mit der Heilsteinlehre. Edelsteine können so eingesetzt werden, dass sie auf ebendiese Störungen, Widerstände, Blockaden oder auf den Mangel der Energien Einfluss nehmen. Sie harmonisieren die Verteilung, den Austausch und allgemein den Ablauf der energetischen Ebene des Menschen, sodass die Selbstheilungskräfte aktiviert und unterstützt werden.

Wie Heilsteine die Lebensenergie ankurbeln

Die zentrale Annahme der Heilsteinlehre basiert auf dem Wissen, dass alles aus Energie besteht und durch Energie miteinander verbunden ist.

Alles, ob es eine Betonwand, eine Blume oder ein Stuhl ist, besitzt eine eigene Schwingungssignatur – ob negativ, neutral oder positiv. So verursachen zum Beispiel aggressive Frequenzen, die von Neonlicht oder einem Computer ausgesendet werden, bei einigen Menschen Kopfschmerzen und ein allgemeines Unwohlsein. Die Heilsteine hingegen können durch ihre einzigartigen Schwingungen einen positiven Einfluss auf das System Körper nehmen, so auch auf die Lebensenergie. Die Farben, Formen, der Aufbau und die Zusammensetzung der Heilsteine geben Aufschluss darüber, in welcher speziellen Frequenz sie schwingen und in welchem Bereich sie besonders effektiv eingesetzt werden können.

Dabei wird das farbige Licht der Steine nicht nur über die Sinne, sondern auch über die Chakren aufgenommen. So wird diese Energie im gesamten physischen Körper und darüber hinaus in den energetischen, also feinstofflichen Körpern verteilt.

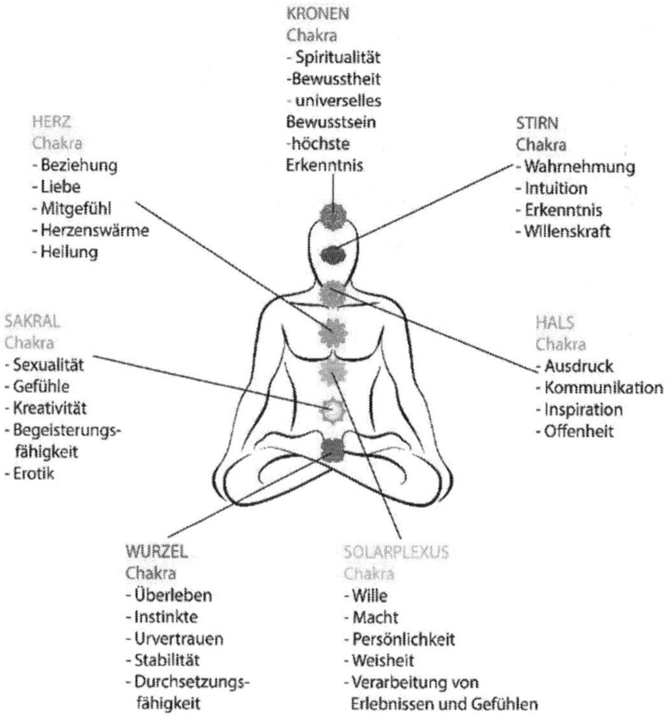
KRONEN
Chakra
- Spiritualität
-Bewusstheit
- universelles
Bewusstsein
-höchste
Erkenntnis
HERZ
Chakra
- Beziehung
- Liebe
- Mitgefühl
- Herzenswärme
- Heilung
STIRN
Chakra
- Wahrnehmung
- Intuition
- Erkenntnis
- Willenskraft
SAKRAL
Chakra
- Sexualität
- Gefühle
- Kreativität
- Begeisterungs-
fähigkeit
- Erotik
HALS
Chakra
- Ausdruck
- Kommunikation
- Inspiration
- Offenheit
WURZEL
Chakra
- Überleben
- Instinkte
- Urvertrauen
- Stabilität
- Durchsetzungs-
fähigkeit
SOLARPLEXUS
Chakra
- Wille
- Macht
- Persönlichkeit
- Weisheit
- Verarbeitung von
Erlebnissen und Gefühlen

Chakren sind die Energiezentren unseres Körpers und können als ‚die Sinnesorgane der Seele' bezeichnet werden. Wir besitzen insgesamt sieben Hauptchakren und weitere Nebenchakren. Diese speichern Informationen aus all unseren Körpern, die gemeinsam unsere Aura bilden, und verteilen sie im gesamten System Mensch an diverse Nerven, Drüsen und Organzellen. Da diese Energiezentren eine zentrale Rolle in der Funktionsweise des Körpers spielen, sollten sie regelmäßig durch geeignete Heilsteine aktiviert und gekräftigt werden. Sind die Chakren geöffnet, können auch sämtliche Energien, so auch die Lebensenergie, durch den gesamten Menschen fließen.

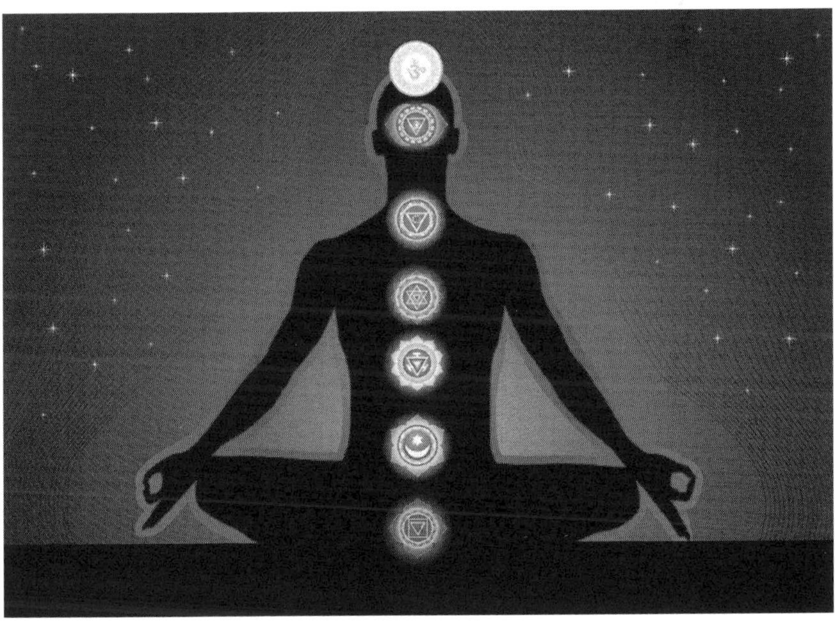

Hauptchakra, von unten nach oben	Farbe	Lage	Bedeutung
1. Wurzelchakra	rot	Gesäßbereich, am Damm	Ur-Vertrauen, Stabilität, körperliche Bedürfnisse, Überleben
2. Sakralchakra	orange	Direkt unter dem Bauchnabel	Emotionen, Kreativität, Erfolg, Sexualität, Lebenslust
3. Solarplexuschakra	gelb	Direkt über dem Solarplexus	Gedankenmuster, Intellekt, Glaubenssätze
4. Herzchakra	grün	Mittig auf der Brust	Liebe, Hingabe, Herzensfreude, Mitgefühl
5. Halschakra	hellblau	Am Kehlkopf	Ausdruck, Kommunikation, Individualität
6. Stirnchakra	violett	Mittig zwischen den Augenbrauen	Der Ausdruck der Seele
7. Kronenchakra	Weiß, transparent	Am Scheitel	Höheres Selbst, göttliche Verbindung

Heilsteinkunde

Ein Überblick über heilende Mineralien und Gesteine

Heilstein: Achat

Farben: Braun, Blau, Rot, Grün, mehrfarbig

Eigenschaften: Harmonisierend, friedensfördernd, Konzentration, Sicherheit, redegewandt, tapfer, sympathisch, urteilsabwehrend, Vertrauen, Bewusstsein, schützend, Balance, Stabilität

Anwendungsgebiet:

- Schwermut
- Gedächtnisschwäche
- Nervosität
- Geistesstörungen
- Hirnleiden

Heilstein: Amethyst

Farbe: Violett

Eigenschaften: Freundschaftlich, reines Liebesglück, ausgleichend, Macht, Klarheit, Vertrauen, Weisheit, Einfluss, Sanftmut, Raumreinigung

Anwendungsgebiet:

- Sehnsucht
- Trauer
- Hautbeschwerden
- Verwirrtheit
- Hysterie
- Nachtblindheit
- Migräne
- Stress
- Psychische Beschwerden
- Alkoholsucht

Besonderheit:

- Schützt vor Trunkenheit
- Sehr geeignet als Raumaufsteller
- Bekannter Stein für Edelsteinwasser
- Zum Reinigen und Aufladen anderer Heilsteine geeignet

Heilstein: Aquamarin

Farbe: Blau

Eigenschaften: Friedfertigkeit, Eheglück, Treue, Selbstbewusstsein, Sanftmut, beruhigend, Verfeinerung, Verständnis, Toleranz, Ausdauer, Achtsamkeit

Anwendungsgebiet:

- Sehbeschwerden
- Hautallergien
- Augenbrennen
- Augenbeschwerden
- Streit
- Halsprobleme
- Rachenprobleme
- Hitzewallungen
- Lebensangst

Heilstein: Aventurin

Farbe: Grün

Eigenschaften: Gelassenheit, Erholung, Entspannung, Ruhe, Mut, Optimismus

Anwendungsgebiet:

- Schwaches Immunsystem
- Grippe
- Erkältungen
- Herzprobleme
- Hautprobleme durch Nervenbeschwerden

Heilstein: Bergkristall

Farbe: Farblos

Eigenschaften: Harmonisierung, Hellsichtigkeit, Achtsamkeit, Entwicklung, Intuition, Klarheit, Meditation, Erkenntnis, ausgleichend, heilend, Wandel

Anwendungsgebiet:

- Schmerzen allgemein
- Energieblockaden
- Negativität
- Schwindel
- Übelkeit
- Magenbeschwerden
- Darmbeschwerden
- Leberbeschwerden
- Gallenbeschwerden
- Augenbeschwerden
- Schilddrüsenerkrankungen

Besonderheit:

- Er besitzt verstärkende und aktivierende Eigenschaften, weshalb er geeignet ist, um andere Edelsteine aufzuladen
- Bekannter Stein für Edelsteinwasser

Heilstein: Bernstein

Farben: Gelb, Orange, Braun

Eigenschaften: Heilend, Selbstsicherheit, Reinigung, Selbstbewusstsein, Wohlbefinden, Lebensfreude, Schutz

Anwendungsgebiet:
- Infektionen
- Gedächtnisprobleme
- Sehbeschwerden
- Rheuma
- Arthrose
- Gicht
- Sonnenallergie
- Hautbeschwerden
- Ekzeme
- Migräne
- Asthma
- Erkältung
- Schnupfen
- Depression
- Verdauungsbeschwerden
- Gelenkschmerzen
- Nierenerkrankungen

Besonderheit:
- Er ist kein Mineral, sondern besteht aus versteinertem Pinienharz (etwa 30 Millionen Jahre alt)

Heilstein: Citrin

Farben: Gold, Gelb, Braun

Eigenschaften: Schutz, Vertrauen, Sicherheit, Wille, kraftspendend

Anwendungsgebiet:
- Verdauungsbeschwerden
- Diabetes
- Depression

Besonderheit:
- Spendet Licht und Kraft

Heilstein: Diamant

Farbe: Farblos

Eigenschaften: Charme, Ruhm, Mut, Gnade, Charakterstärke, Stabilität, Frieden, Macht, Fleiß, Reinheit, Konzentration, Klarheit, Stabilität, Liebesglück, Erleuchtung

Anwendungsgebiet:

- Depressionen
- Unruhe
- Knochenbeschwerden
- Zahnbeschwerden
- Hautprobleme
- Ohrenprobleme
- Gleichgewichtsstörungen
- Schlaganfall
- Heißhunger
- Lähmung
- Zorn
- Epilepsie
- Negativität

Besonderheit:

- Wenn seine Heilwirkung missbraucht wird, löst er Karma aus

Heilstein: Fluorit

Farben: Violett, Grün

Eigenschaften: Geistigkeit, Entwicklung, Erkenntnis, Meditation, Elastizität, Erdung

Anwendungsgebiet:

- Falten
- Blockaden allgemein
- Überempfindlichkeit
- Schlafprobleme
- Illusionen und Halluzinationen

Heilstein: Granat

Farbe: Rot

Eigenschaften: Willen, Durchhaltevermögen, Lebenskraft, Energie, Selbstvertrauen

Anwendungsgebiet:

- Herzbeschwerden
- Schweres Gemüt
- Schmerzen
- Depression
- Rheuma
- Arthritis
- Gedächtnisbeschwerden

Heilstein: Jade

Farbe: Grün

Eigenschaften: Entspannung, erfrischend, Harmonie, Freude, Achtsamkeit, Gleichgewicht

Anwendungsgebiet:

- Bluthochdruck
- Nierenbeschwerden
- Herzprobleme
- Kreislaufstörungen
- Fieber
- Nervosität
- Depressionen
- Stress
- Schlafprobleme

Besonderheit:

- Für ein langes Leben
- Wirkt sich positiv auf schwangere und stillende Frauen aus

Heilstein: Jaspis

Farbe: Rot

Eigenschaften: Neuanfang, Tatkraft, Unternehmung, Gedächtnis, Weisheit, Tiefe, Medialität, Standfestigkeit

Anwendungsgebiet:
- Verdauungsbeschwerden
- Magenprobleme
- Darmbeschwerden
- Herzprobleme
- Atemwegserkrankungen
- Ohrenbeschwerden
- Leberprobleme
- Milzprobleme
- Alpträume
- Blutarmut
- Desorientierung
- Mundgeruch
- Übergewicht
- Erschöpfung
- Blasenentzündung

Besonderheit:
- Ist ein guter Stein für Reisen

Heilstein: Karneol

Farben: Rot, Orange, fleischfarben

Eigenschaften: Konzentration, Kreativität, Vitalität, Gefühl, Antriebskraft

Anwendungsgebiet:
- Leberbeschwerden
- Magenprobleme
- Darmprobleme
- Unterleibsschmerzen
- Depressionen
- Kälte
- Zirkulationsstörungen
- Inneres Ungleichgewicht

Heilstein: Labradorit

Farbe: Mehrfarbig

Eigenschaften: Hellsichtigkeit, Glück, Rechtschaffenheit, Medialität, Vitalität

Anwendungsgebiet:

- Gicht
- Rheuma
- Übermäßige Sensibilität
- Schwaches Immunsystem

Besonderheit:

- Gehört zu den sogenannten Spektroliten, die das volle Farbspektrum aufweisen und somit die Wirkungen aller Farben haben
- Glücksstein

Heilstein: Mondstein

Farben: Weiß, silber

Eigenschaften: Positivität, Emotion, Unterbewusstsein, Frieden, Hoffnung, Intuition, Imagination, Fruchtbarkeit, Medialität

Anwendungsgebiet:

- Verdauungsbeschwerden
- Menstruationsbeschwerden
- Seelische und emotionale Verhärtung

Heilstein: Obsidian

Farben: Schwarz, mehrfarbig

Eigenschaften: Stärkend, anregend, Erdung, Wandel, Entwicklung, Optimismus

Anwendungsgebiet:

- Schwache Wirbelsäule
- Schwacher Knochenbau
- Knochenmark-Probleme
- Gelenkbeschwerden
- Träger Blutkreislauf

Besonderheit:

- Für Kinder ist die schwarze Variante nicht geeignet

Heilstein: Onyx

Farben: Schwarz, Weiß, Grau, Blau

Eigenschaften: Konzentration, Stärke, Schutz, Stabilität, Belastbarkeit, Klarheit, Freude

Anwendungsgebiet:

- Knochenbeschwerden
- Gelenkprobleme
- Haarprobleme
- Ohrenbeschwerden
- Hautbeschwerden
- Nagelprobleme
- Selbstmordgedanken
- Schwermut
- Alpträume
- Augenbeschwerden
- Milzprobleme
- Herzbeschwerden

Besonderheit:

- Schwarze Variante nicht bei Depressionen und Schwermut verwenden!

Heilstein: Opal

Farben: Weiß, mehrfarbig

Eigenschaften: Glück, Freude, Hellsichtigkeit, Vitalität, Medialität, Rechtschaffenheit

Anwendungsgebiet:

- Magenbeschwerden
- Herzprobleme
- Augenerkrankungen
- Psychische Beschwerden

Besonderheit:

- Gehört zu den sogenannten „Spektroliten“, die das volle Farbspektrum aufweisen und somit die Wirkungen aller Farben haben
- Glücksstein
- Löst bei egoistischen Menschen Karma aus
- Aufgrund seiner Beschaffenheit muss er gut gepflegt werden

Heilstein: Olivin

Farbe: Grün

Eigenschaften: Erkenntnis, Heiterkeit, Kunstfertigkeit, Gleichgewicht, Sanftheit, Benehmen, Entwicklung

Anwendungsgebiet:
- Herzprobleme
- Magenbeschwerden
- Darmbeschwerden
- Hautprobleme
- Fieber
- Traurigkeit
- Emotionale Verhärtung
- Anspannung
- Nervosität
- Negativität

Heilstein: Rhodonit

Farbe: Rosa

Eigenschaften: Selbstbewusstsein, Durchsetzungskraft, Veränderung, Freude, Zuversicht, Offenheit, Selbstverwirklichung, Herzenswärme

Anwendungsgebiet:
- Prüfungsangst
- Blockaden
- Mangelndes Selbstvertrauen
- Magen-Darm-Beschwerden
- Schulstress

Besonderheit:
- Stein der Wanderer
- Unterstützt bei Veränderungsprozessen
- Bei Kindern nur Varianten ohne schwarzen Anteil verwenden

Heilstein: Rosenquarz

Farbe: Rosa

Eigenschaften: Harmonie, Sanftmut, Sympathie, Vertrauen, Nächstenliebe

Anwendungsgebiet:

- Herzbeschwerden
- Aggression
- Schlafbeschwerden
- Stress
- Menstruationsschmerzen

Besonderheit:

- Bekannter Stein für Edelsteinwasser

Heilstein: Rubin

Farbe: Rot

Eigenschaften: Anregend, belebend, Liebe, aktivierend, Leidenschaft, Zirkulation, Versöhnung, Freude, Ehrgeiz, Kühnheit, Fleiß

Anwendungsgebiet:

- Niedriger Blutdruck
- Grippe
- Impotenz
- Schmerzen
- Krämpfe
- Anämie
- Bluterkrankungen
- Negativität

Besonderheit:

- Nicht geeignet bei Aggression, sehr hohem Fieber und Bluthochdruck

Heilstein: Saphir

Farbe: Blau

Eigenschaften: Seelenfrieden, Sympathie, Umsicht, Ruhe, Intuition, Vorsicht, Weisheit, Medialität, Mitgefühl, Herzensgüte, Glaube, Verstand, Treue, kühlend

Anwendungsgebiet:

- Augenbeschwerden
- Entzündungen allgemein
- Kopfbeschwerden
- Stress
- Schlafstörungen
- Nervenerkrankungen
- Schilddrüsenerkrankungen
- Zorn
- Schmerzen
- Negativität

Heilstein: Smaragd

Farbe: Grün

Eigenschaften: Heilend, Lebenskraft, Entwicklung, Intuition, beruhigend, besänftigend, Fruchtbarkeit, Großzügigkeit, Gesundheit, Vorahnung, Ausgeglichenheit, Wahrheit

Anwendungsgebiet:

- Augenprobleme
- Herzbeschwerden
- Atemwegserkrankungen
- Magenprobleme
- Nebenhöhlenprobleme
- Epilepsie
- Krämpfe
- Infekte
- Angst
- Fieber
- Schlaflosigkeit
- Geschwüre
- Alpträume

Besonderheit:

- Gut geeignet für die Behandlung von Krebs oder bei Angst vor Metastasen

Heilstein: Tigerauge

Farbe: Braun, Gelb

Eigenschaften: Beruhigend, Harmonie, Konzentration, Offenheit, Anpassung

Anwendungsgebiet:

- Konzentrationsbeschwerden
- Vergesslichkeit
- Nervliche Anspannung
- Schlafbeschwerden
- Atemwegsprobleme

Besonderheit:

- Besitzt anziehende Kräfte auf Menschen und Dinge, die für die eigene Entwicklung eine Rolle spielen

Heilstein: Topas

Farbe: Gelb, Gold, Orange

Eigenschaften: Redegewandtheit, Freundschaft, Licht, Freude

Anwendungsgebiet:

- Nervosität, Depression
- Nervenschmerzen
- Kopfschmerzen
- Verdauungsbeschwerden
- Diabetes
- Atemwegsprobleme
- Stottern
- Bettnässen
- Negativität

Besonderheit:

- Besonders für Schriftsteller und Redner geeignet

Heilstein: Türkis

Farbe: Blau

Eigenschaften: Schutz, Ausdruck, Hellsichtigkeit, Inspiration, Kreativität, Gesundheit

Anwendungsgebiet:

- Halsbeschwerden
- Stimmbandprobleme
- Lungenerkrankungen
- Herzprobleme
- Missverständnisse
- Bettnässen
- Stottern

Besonderheit:

- Bester Schutzstein
- Kann sich verdunkeln, kann zerspringen oder man verliert ihn, wenn Unheil naht

Heilstein: Turmalin

Farbe: Grün

Eigenschaften: Harmonisierend, Gleichgewicht

Anwendungsgebiet:

- Nervosität
- Stress
- Blockaden
- Entzündungen
- Stauungen
- Herzbeschwerden
- Atemwegsprobleme
- Multiple Sklerose
- Epilepsie
- Depression
- Parkinson
- Nervenschmerzen
- Rückenschmerzen

Besonderheit:

- Gut geeignet für die Behandlung von Krebs

DIE ORGON-LEHRE: AUSGEWÄHLTE HEILSTEINE UND METALLE MIT BESONDERER WIRKUNG

Vor allem der österreichisch-amerikanische Arzt und Psychoanalytiker Dr. Wilhelm Reich (1897–1957) prägte die Orgon-Lehre. Nach seinen Angaben stellt *Orgon* die Lebensenergie dar, die alles und jeden vollständig durchdringt.

Die Orgon-Lehre, die auch als Orgonomie bezeichnet werden kann, befasst sich mit der universalen Lebensenergie, dem Orgon, und damit, wie diese zur Linderung von Beschwerden und Krankheiten eingesetzt werden kann. Wilhelm Reich konzentrierte sich im Rahmen seiner Forschungen auf die Untersuchung der Energieströme im menschlichen Körper, um Erkenntnisse darüber zu gewinnen, inwiefern sich ein gestörter Fluss des Orgons auf der physischen, psychischen und psychosomatischen Ebene auswirkt.

Von dieser universellen Energie wird auch in anderen Kulturen der Erde gesprochen, so sprechen zum Beispiel die Hindus von *Prana*, während die Chinesen und Buddhisten es *Qi* nennen. Wilhelm Reich entwickelte eine noch recht neue Form der Heilsteinanwendung, die viele Vorteile gegenüber den klassischen, natürlich vorkommenden Edelsteinen und Mineralien haben soll. Hierbei verwendete er den Begriff Orgonit.

Orgonite

Orgonite sind keine Gesteine oder Mineralien, die natürlich in der Natur vorkommen, denn sie bestehen aus einer Anordnung von speziell ausgewählten klassischen Heilsteinen und Metallen, die mithilfe von Epoxidharz zu einer einheitlichen Form verbunden werden.

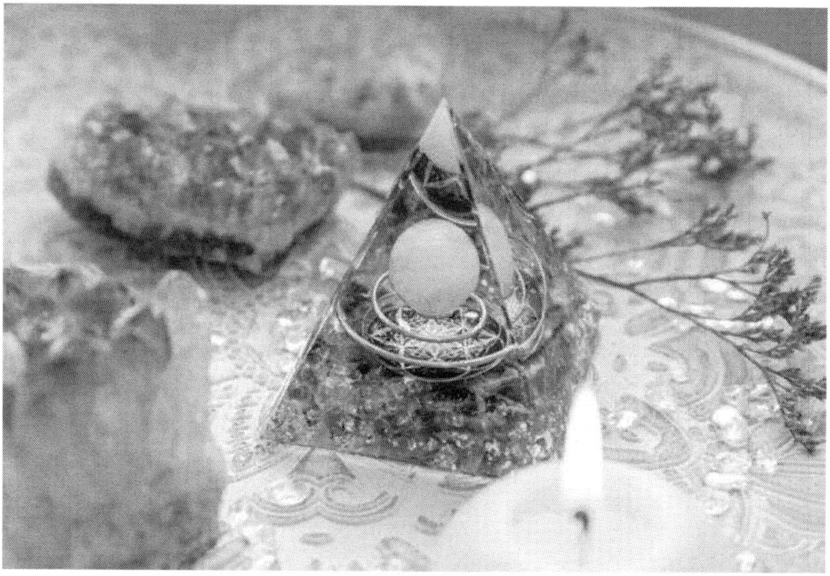

Negative Energien, die unter anderem durch Funkwellen entstehen und das Orgon beeinträchtigen, sollen mithilfe von Orgoniten gereinigt werden. Diese Mischung von Steinen und Metallen ist in der Lage, schlechte Frequenzen anzusaugen, zu transformieren und anschließend wieder abzugeben, sodass die reine Lebensenergie wiederhergestellt wird und eine harmonische Schwingung in den Räumlichkeiten herrscht.

Zudem ist es nicht nötig, die in den Orgoniten verarbeiteten Mineralien zu reinigen und aufzuladen, wie es bei den traditionellen Heilsteinen erforderlich ist. Das liegt an der Eigenschaft der Orgonite, da diese bewirken, dass eine ständige Regeneration der Energie im Raum erfolgt, wobei Negatives fortwährend in Positives umgewandelt wird. Orgonite agieren als eine Art Katalysator oder Transformator, der sogar eine Reduzierung von Elektrosmog und eine Aktivierung der Selbstheilungskräfte im Menschen bewirken kann. Auch ein Anstieg von Lebensfreude, Tatkraft, Selbstvertrauen und -bewusstsein sowie von Sinnlichkeit, Liebe, Offenheit und Kommunikationsfähigkeit wird je nach Orgonit wahrgenommen. Das Zusammenspiel von leitenden und nicht leitenden sowie organischen und anorganischen Materialien variiert von Exemplar zu Exemplar. Orgonite gleichen kleinen Kunstwerken, da das Farbenspiel, die unterschiedlichen Texturen und die individuelle Anordnung der Elemente für eine eindrucksvolle Mischung sorgen. Eine sehr gängige Form ist dabei die Pyramide aufgrund ihrer Verkörperung der heiligen Geometrie, doch mittlerweile sind auch Orgonite erhältlich, deren Formen sich für diverse Schmuckgegenstände eignen. Pranatropfen zum Beispiel sind Orgonite, die eine tropfenförmige Form besitzen und deshalb gern als Anhänger für Ketten oder Ohrringe verwendet werden.

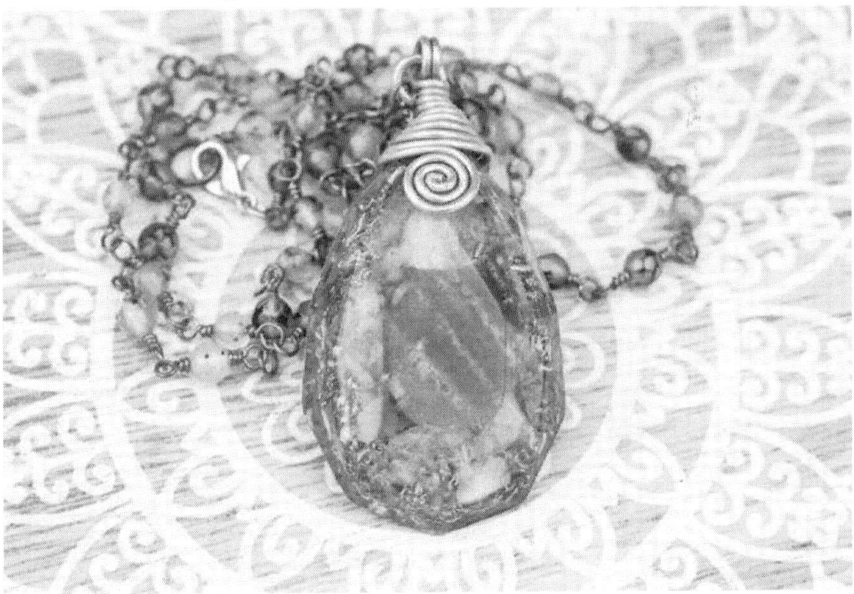

Orgonite setzen sich zumeist aus einer Anordnung von typischen **Heilsteinen** zusammen, die wir auch schon im Rahmen der Auflistung der wichtigsten Heilsteine weiter oben kennengelernt haben. Des Weiteren werden meist **Metalle** wie Gold, Silber und Kupfer in Spiralen oder Rohren für die Herstellung eines Orgoniten verwendet. Alle Zutaten werden geschichtet und angeordnet, um anschließend mit **Epoxidharz**, einem transparenten Kunststoff, eingeschlossen zu werden.

Praktische Anwendung

Arbeiten und Heilen mit der Kraft der Steine

Die Anwendung der Heilsteine ist besonders vielseitig: Was die meisten nicht wissen, ist, dass diese nicht nur äußerlich, sondern auch bei innerlichen Beschwerden angewendet werden können. Für bestimmte Leiden ist jeweils eine andere Form der Verwendung empfehlenswert, doch unabhängig davon zielen alle Behandlungen mit Heilsteinen auf die gleiche Wirkung ab, nämlich auf das Heilen von Erkrankungen durch Schwingungen.

Auflegen

Heilsteine können ganz einfach auf den Körper gelegt werden. Das Auflegen erfolgt, wenn möglich, mit direktem Hautkontakt auf die betroffene Stelle, die Heilung benötigt. Doch dabei ist zu beachten, dass die Wahrnehmungen des jeweiligen Menschen berücksichtigt werden: Wenn der Stein unangenehme Empfindungen auslöst, sollte der Heilstein so weit von der Körperstelle entfernt werden, bis das Gefühl abnimmt. Es kann vorkommen, dass sich der Bereich um den Stein erwarmt oder zu kribbeln anfängt. Dies ist eine Reaktion des Körpers auf die Schwingungen, die der Stein aussendet, es ist also ein Zeichen dafür, dass die Energien zu fließen beginnen. In seltenen Fällen muss der Heilstein ganz vom Körper genommen und neben ihn gelegt werden. Auch auf diese Weise wirkt das Mineral.

Tragen

Talismane oder andere Schmuckstücke mit integrierten Edelsteinen sind sehr beliebt, schon allein wegen der imposanten Optik. Auf dem Markt sind unzählige Versionen, Kombinationen, Größen, Farben und vieles mehr erhältlich. Einige Steine sind unverarbeitet, andere wiederum aufwendig geschliffen. Manche Exemplare sind in Gold oder Silber eingefasst, während andere mit Naturfasern kombiniert werden. Es gibt Schmuckstücke zum Tragen, die mit ihrer Schlichtheit überzeugen, und welche, die imposant und auffällig komplex sind.

Steine können auch anderweitig getragen werden, ohne dass sie als Kette oder Armband verwendet werden. In der Hosentasche können sie ebenso ihre Wirkungen erfüllen. Wenn sie flach und ohne scharfe und spitze Ecken sind, kommt auch das Tragen im BH oder das Aufkleben am Körper in Frage. So oder so kann der gewählte Stein den ganzen Tag wirken.

Aufstellen

Eine weitere Variante der praktischen Anwendung von Heilsteinen ist es, sie in Räumen aufzustellen. Dort haben sie die Funktion, das Klima und die Energie im Raum zu klären und zu harmonisieren. Zudem sind die Steine in der Lage, den Raum auf energetischer Ebene zu reinigen und zu stärken.

Ein Beispiel dafür sind Salzkristalllampen, die eine gute Luft zum Atmen fördern, indem sie eine zu hohe Luftfeuchtigkeit verringern. Große Rosenquarze hingegen sind für ihre entstörende Wirkung auf den schädlichen Elektrosmog bekannt, weshalb sie sich bestens am Arbeitsplatz neben dem Computer eignen, um Kopfschmerzen zu lindern.

Schutzsteine

Manche Steine sind in der Lage, seinen Träger zu schützen und vor möglichen Gefahren zu bewahren oder negative Energien abzuwenden. Wie du einen solchen Schutzstein programmieren kannst, wird im Kapitel „Heilsteine programmieren“ näher betrachtet.

Meditation mit Heilsteinen

Edelsteine und Kristalle können dazu genutzt werden, um uns die Meditation zu erleichtern sowie einen tieferen Zustand dabei zu erreichen. Dieser Effekt entsteht durch die Erhöhung der persönlichen Energie des Menschen und durch die Verbindung, die ein Stein aufgrund seiner Schwingung zwischen der feinstofflichen und grobstofflichen Ebene schlagen kann. Es bedarf dafür nichts weiter, als den jeweiligen Stein vor oder neben sich zu legen, während meditiert wird.

Man kann auch direkt mit einem Heilstein meditieren, statt ihn nur zur Unterstützung zu nehmen. Dabei wird er mit den Händen berührt, um nicht nur die mineralogische Energie des Steines zu erspüren, sondern auch seine Beschaffenheit und Eigenschaften. In einem meditativen Zustand, wenn wir uns also öffnen, können wir die Erkenntnisse erlangen, die der Heilstein in sich gespeichert hat. Exemplare, die sich hierfür besonders eignen, sind der Bergkristall, der rote Jaspis, der Amethyst und der Aquamarin.

1. Suche dir einen passenden Heilstein für die Meditation heraus und gehe sicher, dass dieser gereinigt und aufgeladen ist.
2. Bereite dich auf die Meditation vor, indem du dich an einen ruhigen Ort und in eine bequeme Körperhaltung begibst.
3. Schließe die Augen und formuliere eine Absicht, warum du meditieren möchtest.

4. Platziere den ausgewählten Stein nun auf oder an deinem Körper. Du kannst ihn entweder ganz klassisch in deine Hände oder zum Beispiel auf ein bestimmtes Chakra legen, um die jeweiligen Qualitäten des Energiezentrums während der Meditation hervorzuheben und zu aktivieren.
5. Konzentriere dich nun auf deinen Atem, um in die Stille zu finden, und lass dich von der folgenden Meditation führen:

Die Kristallhöhlen – Eine Reise durch die Chakren

https://bit.ly/3ABsQOx
Link oder QR-Code
zum Audio-Guide

Willkommen zu deiner Edelstein-Meditation. Gemeinsam werden wir uns nun auf eine Reise machen, die tief in der Erde beginnt und auf einem Berggipfel endet. Dabei werden wir sieben Höhlen durchwandern, in denen sieben unterschiedliche Kristalle auf dich warten. Diese Reise ist gleichzeitig auch eine symbolische Reise durch deine Chakren, bei der du die Kraft der Edelsteine nutzen wirst, um diese zu reinigen, auszubalancieren und zu harmonisieren. Nimm nun erst einmal eine entspannte Haltung ein, setze oder lege dich bequem hin und sorge dafür, dass du nicht gestört wirst. Falls nötig, kannst du diese Meditation einfach pausieren, bis du bereit bist, zu beginnen.

Schließe deine Augen und spüre erst einmal bewusst in deinen Körper hinein. Spürst du irgendwelche Verspannungen? Dann nimm dir jetzt die Zeit, jegliche Anspannung in deinem Körper bewusst loszulassen.

Konzentriere dich nun auf deine Atmung und lass dich von meiner Stimme beim Atmen führen. Atme tief durch deine Nase in deinen Bauch hinein und spüre dabei, wie deine Bauchdecke sich langsam nach oben wölbt. Halte den Atem nun kurz an und wiederhole den folgenden Satz in deinem Geist: „Ich sinke langsam in eine tiefe Trance."

Und jetzt langsam wieder ausatmen, spüre dabei, wie deine Bauchdecke sich langsam wieder nach unten senkt. Noch einmal, tief in den Bauch hineinatmen und die Luft halten, sprich mir im Geiste wieder nach: „Ich sinke langsam in eine tiefe Trance." Und wieder langsam ausatmen. Wir wiederholen das jetzt ein letztes Mal, tief einatmen und die Luft halten, „Ich sinke langsam in eine tiefe Trance". Und jetzt langsam wieder ausatmen. Atme jetzt einfach ruhig weiter, lass dich treiben und genieße die Schwere und die Entspannung, die sich langsam in deinem Körper ausbreiten. Du fühlst dich vollkommen ruhig und gelassen, in deinem Geist herrscht Stille. Lass nun vor deinem geistigen Auge ein Bild entstehen: Du befindest dich auf einer kleinen Waldlichtung und das erste, schummrige Licht des Tages beginnt, den Himmel über dir zu erhellen. Um dich herum steigt dichter Nebel auf, der den Boden der Lichtung komplett bedeckt und dir bis zu den Knien reicht. Die Luft ist erfüllt vom erdigen und harzigen Geruch des Waldes und der Klang unzähliger Vogelstimmen begrüßt mit einem gemeinsamen Lied den neuen Tag. Am gegenüberliegenden Ende der Lichtung entdeckst du nun eine steile Felswand, in der sich eine große Öffnung befindet. Diese Öffnung bildet den Eingang zu einem Tunnel und du kannst flackerndes Licht herausscheinen sehen. Du gehst darauf zu und als du ankommst, erkennst du, dass das flackernde Licht von Fackeln stammt, die eine kleine Höhle erhellen. In dieser Höhle befindet sich eine große Öffnung im Boden und eine grob aus dem Stein geschlagene Wendeltreppe führt hinunter in die Dunkelheit des Berges.

Du nimmst dir eine der Fackeln, die in metallenen Wandhalterungen stecken, und beginnst mit dem Abstieg die Treppe hinunter. Du folgst dem Verlauf dieser Treppe, die sich in engen Windungen tief hinunter in die Erde schraubt, und nach einiger Zeit nimmst du einen rötlichen Lichtschimmer wahr, der mit jedem Schritt deutlicher wird. Das rote Licht ist nun so hell, dass du auch ohne die Fackel sehen kannst. Also steckst du sie einfach in eine der Wandhalterungen, die in regelmäßigen Abständen an den Wänden prangen. Du biegst nun um eine letzte Ecke, hinter der die Treppe in einer neuen Höhle endet. Du kannst nun sehen, woher das rote Licht entspringt, das deinen Abstieg begleitet hat. Die Wände und die Decke der Höhle sind komplett von tiefroten Granatspitzen bedeckt, die wie von innen erleuchtet scheinen. Doch das meiste Licht entspringt in der Mitte der kleinen Höhle, dort befindet sich ein gigantischer Granatstein. Er ist so groß wie du, perfekt poliert und hat die Form eines aufrecht stehenden Eises. Aus dem Inneren dieses riesigen Granatsteins dringt ein pulsierendes, warmes und tiefrotes Licht, das dich magisch anzieht.

Du gehst auf diesen Stein zu, bis du direkt davor stehst, so dass du von seinem Licht vollständig eingehüllt bist und seine Wärme spüren kannst. Du atmest dieses tiefrote Licht nun bewusst in dein Wurzelchakra hinein, indem du dir beim Einatmen vorstellst, wie es durch deinen gesamten Körper hinunter in das Chakra fließt. Das Chakra selbst leuchtet mit jedem Atemzug immer stärker, bis dein gesamter Unterleib von einer Aura roten Lichts eingehüllt ist und sich angenehm warm und entspannt anfühlt. Du trittst nun aus dem Lichtkreis des wunderschönen Granatsteines heraus und siehst dich um. Dabei entdeckst du in der Wand hinter dem Stein eine Öffnung, auf die du zugehst. Du stellst fest, dass es sich um den Eingang zu einer weiteren Treppe handelt, die dieses Mal jedoch nach oben führt. Am Eingang hängt eine Fackel an der Wand, die du dir nimmst, bevor du dich an den Aufstieg machst. Die Treppe ist aus bloßem Stein gehauen, genau wie die vorige, und sie führt in engen Windungen den Berg hinauf. Langsam beginnst du, in der Dunkelheit vor dir einen orangenen Lichtschein zu erkennen, der zunächst noch kaum wahrnehmbar ist, doch mit jedem Schritt deutlicher und stärker wird. Du biegst erneut um eine Windung und stehst vor dem Eingang in eine neue Höhle, aus der ein warmes, orangebraunes Licht hinausströmt. Die Decke und die Wände der Höhle bestehen aus reinem Karneol-Gestein und sehen aus wie poliert. Zahlreiche weiße und braune Adern und Einschlüsse ziehen sich durch das glänzende, orangebraune Gestein und bilden gemeinsam ein Muster, das an eine Landkarte erinnert.

Du lässt deinen Blick über dieses natürliche Gemälde wandern und wendest deine Aufmerksamkeit nun der Mitte des Raumes zu. Dort entdeckst du einen vollkommen reinen Karneol, der aus dem Boden zu wachsen scheint. Er hat die Form einer nach oben gerichteten Mondsichel, die fast bis zur Decke der Höhle hinaufreicht. Auch von diesem Stein geht ein intensives Leuchten aus, das aus seinem Inneren erstrahlt. Du gehst auf ihn zu, bis du von seinem intensiv orangenen Lichtschein vollkommen umhüllt bist, und beginnst, das Licht in dein Sakralchakra hineinzuatmen. Lass das Licht mit jedem Atemzug durch deinen Körper hinunter in das Sakralchakra fließen und nimm wahr, wie es beginnt, stärker und stärker zu leuchten. Die Region um dieses Chakra ist nun eingehüllt in eine leuchtend orangefarbene Aura, die fließend in die rote Aura des Wurzelchakras übergeht. Du trittst nun wieder aus dem Lichtkreis hinaus und gehst um den sichelförmigen Stein herum zur anderen Seite des Raumes.

Wieder entdeckst du dort eine Öffnung in der Wand, die den Blick auf eine Treppe freigibt. Auch an dieser Tür hängt wieder eine Fackel in einer Halterung, die du dir nimmst, bevor du dich an den Aufstieg machst. Die Windungen, die langsam nach oben führen, scheinen sich langsam zu vergrößern, deshalb kannst du inzwischen ein größeres Stück der Treppe vor dir sehen. So bemerkst du den schwachen gelben Lichtschein um dich herum etwas früher als bisher. Mit jeder Windung der Treppe, um die du gehst, wird dieser Schein stärker, und nun biegst du um eine letzte Ecke, hinter der sich eine neue Höhle vor dir öffnet. An den Wänden und der

Höhlendecke wachsen unzählige, wunderschöne Citrinspitzen in sämtlichen Größen, die ein intensives, gelbes Licht verbreiten. Die stärkste Lichtquelle befindet sich jedoch in der Mitte des Raumes, in der eine gigantische Citrinspitze aus dem Boden wächst und fast bis zur Decke hinaufreicht. Der Stein ist unglaublich klar und von einem zarten Rauchgelb, das pulsierende Licht aus seinem Inneren erinnert an wärmenden Sonnenschein.

Gehe nun auf diesen Stein zu, lass dich von dem sonnengelben Licht einhüllen und spüre die Wärme, die dich erfasst. Atme dieses goldgelbe Licht nun bewusst in dein Solarplexuschakra hinein, indem du dir beim Einatmen vorstellst, wie es durch deinen gesamten Körper hinunter in das Chakra fließt. Das Chakra selbst leuchtet mit jedem Atemzug immer stärker, bis deine gesamte Körpermitte von einer Aura goldenen Lichts eingehüllt ist und sich angenehm warm und entspannt anfühlt.

Du verlässt den Lichtkreis nun und gehst um den Citrin herum, so dass du in der gegenüberliegenden Wand die Öffnung zur nächsten Treppe erkennen kannst. Die Fackel, die am Eingang in einer Wandhalterung steckt, nimmst du wieder mit und du beginnst, die in den rohen Stein geschlagenen Stufen hinaufzusteigen. Die Windungen dieser Treppe dehnen sich weit in den Berg hinein und die Stufen werden langsam immer steiler. Langsam wird ein schwacher, grünlicher Lichtschimmer erkennbar, der die Wände außerhalb des Fackelscheins erhellt. Du folgst weiter den Stufen nach oben, während das grüne Licht immer heller wird. Eine erneute Windung kommt auf dich zu, das Leuchten dahinter ist so intensiv, dass sich dort der nächste Höhleneingang befinden muss.

Du biegst nun um die Ecke, steckst die Fackel in eine Wandhalterung und betrittst die Höhle der Smaragde. Sie ist mindestens dreimal größer als die bisherigen Höhlen und neben dem intensiv grünen Licht, das von tausenden Smaragden an Wänden und Decke ausgeht, nimmst du noch etwas anderes wahr: ein schwaches Geräusch, das nun, wo du es gehört hast, immer deutlicher wird. Es kommt aus der Mitte der riesigen Höhle, wo es aus dem Inneren eines unglaublichen Smaragds dringt. Dieser wurde in Form eines sechszackigen Sterns geschliffen, dessen obere und untere Spitzen mit dem Boden und der Decke verbunden sind. Er ist vollständig klar und in seinem Inneren pulsiert ein tiefgrünes Licht, im gleichen Rhythmus wie der Herzschlag, den du hörst.

Du gehst nun auf den Smaragd zu und trittst in seinen Lichtkreis ein, lässt dich davon komplett umhüllen. Lass dieses intensive grüne Licht nun mit deiner Atmung in dein Herzchakra strömen, bis es vollständig davon erfüllt ist und die Aura um deinen Brustkorb in einem leuchtenden Grün erstrahlt.

Du fühlst dich hier sicher und geborgen, deshalb verweilst du noch kurz und genießt einfach das Gefühl der Stille und der Entspannung.

Verlasse nun auch diesen Lichtkreis und mache dich auf den Weg zur gegenüberliegenden Seite der Höhle, wo du wieder einen Eingang zu einer Treppe vorfindest. An der Wand neben diesem Eingang hängt wieder eine Fackel, die du aus der Halterung nimmst, bevor du die Smaragdhöhle verlässt. Diese Treppe steigt nun um einiges steiler in den Berg hinauf und macht dabei so große Windungen, dass du ein langes Stück vor dir sehen kannst, bevor deine Sicht durch eine Ecke blockiert wird. Du biegst nun um die erste Windung und kannst bereits in der Ferne einen hellen, bläulichen Schimmer erkennen, der die Wände erhellt. Mit jedem Schritt, den du machst, wird dieser hellblaue Schimmer deutlicher und heller. Du kannst bereits die nächste Windung ein Stück vor dir erkennen, hinter der das Licht so deutlich hervorscheint, dass du deine Fackel nicht mehr benötigst. Deshalb steckst du sie in eine Wandhalterung und lässt sie zurück.

Als du um diese Ecke gehst, stellst du fest, dass die Treppe hier endet und in eine neue Höhle führt. Du bist umgeben von einem geradezu magischen, blauen Licht und fühlst dich wie in einer Unterwasserwelt. Dieser Eindruck verstärkt sich, als du die Wände und die Decke dieser Höhle betrachtest. Sie bestehen aus einer einzigen, klaren und glatt polierten Fläche eines transparenten Gesteins. Hellgrüne, türkise und hellblaue

Flächen wechseln einander ab und lassen so ein Muster entstehen, das aussieht, als würdest du ins Meer blicken. In der Mitte dieser Höhle wächst eine gigantische Kristallstufe eines vollkommen reinen Aquamarins aus dem Boden, die mit ihren Spitzen beinahe die Decke berührt. Aus ihrem Inneren dringt ein pulsierendes und intensiv blaues Licht, das sie in einem großen Kreis einhüllt. Du gehst nun zu dieser Kristallstufe und betrittst den Kreis aus warmem, hellblauem Licht. Lass dieses Licht nun mit deiner Atmung in deinen Körper fließen und leite es hinauf in dein Halschakra. Mit jedem Atemzug beginnt das Chakra nun, stärker zu leuchten, bis die Aura um deinen Hals- und Kieferbereich in einem strahlend hellen Blau erscheint, das im unteren Bereich fließend in das Grün des Herzchakras übergeht.

Du verlässt nun den Kreis aus blauem Licht, in den die Kristallstufe eingebettet ist, und begibst dich zur anderen Seite der Höhle, wo du den Eingang zu einer weiteren Treppe findest. Auch hier wartet wieder eine brennende Fackel an der Wand auf dich, die du dir nimmst, bevor du die Treppe betrittst. Du blickst auf einen langen Gang voller Stufen, der steil nach oben in den Berg führt, und machst dich auf den Weg. Um dich herum ist nichts als die Finsternis des Berges, die von dem zuckenden Lichtschein deiner Fackel erhellt wird, doch du fühlst dich ruhig und gelassen. Vor dir taucht nun eine erste Windung auf, und als du diese hinter dir lässt, erkennst du eine Veränderung. Die Schwärze vor dir, die sonst nur von der Fackel durchbrochen wird, verwandelt sich langsam in ein dunkles Blau. Mit jedem Meter, den du zurücklegst, erkennst du deutlicher eine Art dunkelblauen Schein, der dich umgibt. Du biegst nun um eine weitere Windung und erkennst, dass die Treppe hier in einer weiteren Höhle endet. Diese Höhle ist ziemlich dunkel und durchdrungen von einem blauen Schein, der an Mondschein erinnert. Da du trotz der Dunkelheit genug sehen kannst, lässt du die Fackel wieder zurück und betrittst die Höhle. Die Wände und die Decke bestehen aus einem schwarzen Gestein, das jedoch überall von riesigen, dunkelblauen Adern durchzogen wird. Diesen Adern aus Saphir entweicht das gespenstische Licht, das die Höhle in einen dunklen Schimmer taucht. Du lässt deinen Blick über die Wände wandern und betrachtest das faszinierende Muster, das der Saphir in das schwarze Gestein malt. Dann schaust du zur Mitte der Höhle und entdeckst dort den größten und schönsten Saphir, den du je gesehen hast. Er ist in Form einer Pyramide geschliffen und von perfekter, transparenter Klarheit. Die Spitze der Pyramide berührt die Decke der Höhle und in ihrem Inneren pulsiert ein dunkles Licht, das die Umgebung dieses Smaragds in eine Wolke aus dunkelblauem Licht einhüllt.

Du gehst nun auf diese Pyramide aus Saphir zu, bis du im Innern des Lichtkreises stehen bleibst. Nimm dieses Licht mit deiner Atmung auf und lass es nach oben in dein Stirnchakra fließen. Mit jedem Atemzug fließt das Licht in diesen Punkt zwischen deinen Augen und du kannst spüren, wie von dort ein immer intensiveres Leuchten ausgeht. Die gesamte Aura um deinen Kopf herum leuchtet nun in einem intensiven Dunkelblau, das am unteren Rand fließend in das helle Blau des Halsbereichs übergeht.

Du verlässt nun den Lichtkreis um die Pyramide aus Saphir und machst dich auf den Weg zur anderen Seite der Höhle. Dort findest du einen letzten Eingang, aus dem bereits ein schwacher violetter Schimmer hervordringt. Als du dort ankommst, stellst du fest, dass es sich dieses Mal nur um eine recht kurze Treppe handelt, deren Ende du bereits vom Eingang aus erkennen kannst. Der violette Lichtschein ist hier so stark, dass du keine Fackel benötigst, also machst du dich direkt an den Aufstieg in die letzte Höhle. In etwa zwanzig Metern Entfernung siehst du bereits den Eingang vor dir, so dass dich nur wenige Schritte von deinem letzten Ziel trennen. Als du dort ankommst, bleibst du erst einmal am Eingang stehen und siehst dich um. Die Höhle erinnert dich an eine gigantische Amethystdruse, in deren Inneren du dich zu befinden scheinst. Überall ragen Gruppen von Amethystpitzen in sämtlichen Größenordnungen aus den Wänden und der Decke, denen ein violetter Schimmer entweicht. Sogar der Boden scheint aus poliertem Amethyst zu bestehen und in der Mitte der Höhle befindet sich eine einzelne, riesige Amethystspitze, die fast wie eine Säule wirkt, da sie an ihrem oberen Ende mit der Decke zu verschmelzen scheint. Im Inneren dieser Spitze pulsiert ein warmes, violettes Licht, das ihre nähere Umgebung einzuhüllen scheint.

Du bewegst dich nun auf diese Amethystspitze zu und bleibst direkt vor ihr stehen. Lass das violette Licht nun mit deinem Atem in deinen Körper fließen und leite es bis hinauf in dein Kronenchakra. Spüre, wie dieses Chakra mit jedem Atemzug stärker und intensiver zu leuchten beginnt, bis das obere Ende deiner Aura in einem violetten Licht erstrahlt. Dieses Licht schenkt deinem Geist Klarheit und Frieden und du sprichst nun im Geiste einen Dank dafür, dass du diese Reise machen durftest.

Verlasse nun den Lichtkreis der Amethystsäule und begebe dich an das andere Ende der Höhle. Dort siehst du eine Öffnung in der Felswand, aus der helles Sonnenlicht in den Raum eindringt. Deine Reise ist nun beendet, du verlässt die Kristallhöhlen durch diesen Ausgang und kommst auf einer großen Felsterrasse heraus, weit oben auf dem Berg, durch den du gewandert bist. Direkt unter dir erkennst du in weiter Ferne die kleine Waldlichtung, auf der deine Reise begann. Du stehst hier nun im Licht der Sonne und ruhst noch einen Augenblick in dir. All deine Chakren sind gereinigt worden und du fühlst dich entspannt, stark und geerdet. Deine Aura erstrahlt in den Farben des Regenbogens und du bist vollkommen im Frieden mit dir selbst.

Löse dich nun von den inneren Bildern und kehre langsam mit deiner Aufmerksamkeit in deinen Körper zurück. Du fühlst dich ruhig und erfrischt und bist nun bereit, deinen Tag fortzusetzen. Ich zähle jetzt rückwärts von drei bis eins und wenn ich bei eins angekommen bin, öffnest du deine Augen: drei – zwei – eins.

Edelsteinwasser

Wasser ist ein hervorragendes Medium zur Speicherung von Energien und Informationen. Aus diesem Grund eignet es sich für die Herstellung eines Edelsteinwassers, das entweder getrunken werden kann oder als Essenz genutzt wird.

- Für die Herstellung von Edelsteinwasser werden bestenfalls unbehandelte Steine benötigt.
- Für einen Liter Wasser sollten Steine verwendet werden, die etwa so groß wie die Faust eines Babys sind. Grundsätzlich werden ein bis zwei Exemplare pro Steinart verwendet.
- Als Gefäß kann eine Karaffe aus Glas genutzt werden.
- Zunächst werden die ausgewählten, rohen Steine abgebürstet, um zu verhindern, dass Splitter oder kleine Stücke in das Wasser gelangen. Erst dann werden sie in das Wasser gelegt.
- Das mit Steinen versetzte Wasser wird mindestens über Nacht stehen gelassen, am besten jedoch für 24 Stunden. Danach kann das Steinwasser getrunken werden.
- Ist das Wasser verbraucht, sollten die verwendeten Steine zunächst trocknen, bevor sie wiederverwendet werden. So soll verhindert werden, dass sich Bakterien vermehren können, die wiederum der Wirkung des hergestellten Edelsteinwassers entgegentreten.
- Eine regelmäßige energetische Reinigung und Aufladung der verwendeten Steine sorgen dafür, dass sie stets ihr volles Potenzial ausschöpfen können.

Nicht alle Steine und Steinkombinationen sind optimal für die Herstellung von Steinwasser. Einige Exemplare sind dafür bekannt, Schwermetalle zu enthalten, die selbstverständlich nicht eingenommen werden sollten. Zum Beispiel gehören das Tigerauge, der Malachit und der Azurit zu dieser Gruppe. Diese enthalten Asbest und giftige Kupferverbindungen, die sie nicht für die innere Anwendung qualifizieren. Für den äußerlichen Gebrauch sind sie hingegen dennoch wertvolle Heilsteine. Eine bekannte und beliebte Mischung von Steinen für ein Edelsteinwasser besteht aus dem Rosenquarz, dem Bergkristall und dem Amethyst. Diese harmonieren sehr gut miteinander und ergänzen sich gut, denn während der Amethyst Stress und Anspannung reduziert, spendet der Bergkristall Energie und Kraft. Der Rosenquarz unterstützt die Selbstliebe.

Edelsteinelixier

Edelsteinelixiere werden meist für die Linderung von Erkrankungen genutzt, die bereits ausgebrochen sind. Doch auch als vorbeugende Maßnahme können diese Essenzen eingenommen werden. Dafür bedient man sich spezieller Steine, deren konkrete Wirkungen auf den Körper eine Heilung der Beschwerden versprechen. Die Herstellung eines Edelsteinelixiers basiert zu einem Teil auf Edelsteinwasser, zum anderen Teil wird meist Edelsteinpulver, manchmal aber auch Kräuter und Öle hinzugegeben. Je nachdem, welche Beschwerden sich bei dir bemerkbar machen und wie stark sie auftreten, kannst du deine eigenen Elixiere zusammenstellen, die genau deinen Wünschen entsprechen.

> In der Heilsteinlehre wird darauf hingewiesen, dass besonders dunkelgrüne und dunkelblaue Steine sorgfältig auf ihre mineralogische Zusammensetzung geprüft werden sollten, bevor sie zur innerlichen Anwendung verwendet werden.

Der Bergkristall, der Saphir und der Rauchquarz eignen sich für eine entschlackende Essenz. Gegen Durchfall helfen der Beryll, der gelbe Jaspis und der Wulfenit. Wenn du abnehmen möchtest, unterstützen dich Edelsteinelixiere mit rotem Jaspis oder Magnesit.

Edelsteinelixiere sind dazu gedacht, eingenommen zu werden. Jeweils morgens und abends etwa 300 ml schluckweise vor den Mahlzeiten zu trinken, ist eine gute Richtschnur, an die man sich halten kann. Für Kinder reicht bereits die Hälfte des Elixiers aus, um eine heilende Wirkung hervorzurufen. Diesen Essenzen aus Edelsteinen wird nachgesagt, sich besonders reinigend, entschlackend und entgiftend auf den menschlichen Körper auszuwirken. Sie sind in der Lage, den Magen- und Darm-Trakt zu säubern und demnach auch bei Verdauungsbeschwerden und -schmerzen für Linderung zu sorgen. Um ein Edelsteinelixier mit einem Saphir zur Entschlackung des Körpers herzustellen, benötigst du die folgenden Dinge:

- Einen unter fließendem Wasser gereinigten Saphir (Rohstein), der anschließend für einige Stunden in der Sonne aufgeladen und aktiviert wurde
- Ein Glasgefäß ohne Aufdruck
- Eine Glasflasche
- Gegebenenfalls Quarzkristalle
- Sauberes, qualitätsvolles Wasser, zum Beispiel gefiltertes Wasser oder Quellwasser (ohne Kohlensäure oder andere Zusätze), am besten jedoch ist destilliertes Wasser (achte dabei besonders darauf, dass du ausschließlich Glas verwendest; wenn destilliertes Wasser mit Plastik in Berührung kommt, zieht es Weichmacher und ähnliche giftige Stoffe aus dem Kunststoff)
- Weinbrand zum Konservieren

Wenn du alle Dinge zur Hand hast, kannst du mit der Herstellung des Saphir-Elixiers beginnen:

1. Lege den Saphir in das Glasgefäß und befülle es mit dem Wasser.
2. Wenn du Quarzkristalle besitzt, kannst du diese zur Unterstützung um die Glasschale legen, sodass die Spitzen zur Schale hin zeigen.
3. Halte deine Hände über das Wasser, schließe die Augen und visualisiere, wie sich die Kräfte des Saphirs auf das Wasser übertragen. Versehe das Elixier mit der Absicht der Entschlackung des Körpers.
4. Stelle die Schale samt Inhalt für etwa 3 bis 4 Stunden in die Sonne, möglichst im Frühling oder im Sommer, da in diesen Jahreszeiten die Kraft der Sonne am stärksten ist.
5. Eine weitere Möglichkeit wäre es, die Schale mit einem Tuch zu bedecken und sie von Neumond bis Vollmond ziehen zu lassen, damit das Wasser sowohl das Sonnenlicht als auch das Mondlicht aufnehmen kann.
6. Nun fülle die Glasflasche zu etwa 2/3 mit dem Saphir-Elixier, den Rest füllst du mit Weinbrand auf.

Heilbäder und Mineralbäder

Eine weitere Möglichkeit der Anwendung von Heilsteinen ist es, in ihrem Edelsteinwasser zu baden und die ganze Hautoberfläche damit zu bedecken. Die Haut ist das größte Organ des Körpers und dank ihrer Aufnahme- und Abgabefähigkeit ist sie unter anderem dafür zuständig, unseren Körper rein zu halten. Sie ist das Verbindungsstück zum Inneren unseres Organismus, denn die Haut transportiert die im Heilbad enthaltenen Spurenelemente und Mineralien zu allen Bereichen des Körpers, inklusive unserer Organe. Indem wir dafür sorgen, dass die Poren frei von Schlacken und verstopfenden Stoffen sind, unterstützen wir gleichzeitig unseren gesamten Körper. Heilbäder sind eine hervorragende Gelegenheit, sich zu entspannen und dabei noch etwas Gutes für sich zu tun.

Mische dein eigenes **Heilbad**, indem du miteinander harmonierende Heilsteine verwendest. Lasse dir warmes Wasser ein, das eine Temperatur von etwa 34 °C bis 37 °C hat, und lege deine getroffene Auswahl an Steinen, maximal 3 verschiedene Sorten, schon etwa 20 bis 30 Minuten, bevor du dich selbst in die Badewanne begibst, in das einlaufende Wasser. Hierfür eignen sich besonders der Rosenquarz, der Bergkristall und der Amethyst, aber auch der rote Jaspis, der Aventurin, der Karneol und der Turmalin sind eine gute Wahl. Es könnte sein, dass du das Wasser noch einmal aufwärmen musst, doch das ist es wert, denn die Steine vorher hineinzulegen, verstärkt ihre Wirkung noch einmal. Verweile im Heilbad bis zu 20 Minuten. Gern kannst du das erholsame Baden mit ätherischen Ölen ergänzen. Dusche dich anschließend mit lauwarmem Wasser ab.

Salzbäder sind heutzutage auch unter der breiten Bevölkerung bekannt und werden immer wieder gern von gesundheitsbewussten Menschen aufgrund ihrer Wirkung bei Stoffwechselerkrankungen, Hautentzündungen und Erkältungen angewendet. Dafür gibst du etwa ein halbes bis ein ganzes Kilogramm gemahlenes Steinsalz zu deinem warmen Bad, ca. 34 °C bis 37 °C, hinzu, was du ganz individuell durch diverse Heilsteine ergänzen kannst. Des Weiteren gibt es mittlerweile Salzmischungen zu kaufen, teilweise enthalten diese sogar gemahlene Edelsteine.

Etwas weniger bekannt, doch mindestens genauso effektiv, sind **Schwefelbäder**. Geeignete Badezusätze, die dem Heilbad hinzugegeben werden, können im Internet erworben werden. Diese haben sich bei chronischen Gelenkbeschwerden, Rheuma, Gicht und diversen Hauterkrankungen, darunter Akne, Ausschläge, Schuppenflechte und Haarausfall, bewährt.

Welche Heilsteine wie und wo getragen oder verwendet werden, ist ganz und gar abhängig von den persönlichen Vorlieben. Höre auf dein Gefühl und entscheide nach deiner Intuition, welche Form dich anspricht und für welche Variante du dich entscheidest.

REINIGUNG DER STEINE

Es ist wichtig, die Heilsteine von Zeit zu Zeit auf der energetischen Ebene zu säubern, um sie von alten Anhaftungen zu befreien. Dabei gibt es verschiedene Methoden und Techniken, um dieses Ziel zu erreichen. Grundsätzlich ist es ratsam, die Heilsteine vor dem erneuten Aufladen und Programmieren zunächst vollständig zu reinigen.

Wann muss ein Stein gereinigt werden?

Da Heilsteine aktiv genutzt werden, um die Selbstheilungskräfte im Menschen zu aktivieren, verbrauchen wir dabei die in ihm wohnenden Energien. Er verliert bei der Anwendung seine Strahlkraft und wird nicht mehr warm, was darauf hindeutet, dass es Zeit ist, ihn zu reinigen und wieder neu aufzuladen. Auch, wenn mehrere Menschen mit dem gleichen Stein behandelt werden, ist das Reinigen nach jeder Benutzung ratsam. Die verwendeten Exemplare können gewisse Energien aufnehmen, die für eine weitere Anwendung gegebenenfalls ungewünscht sind. Aus diesem Grund ist die Reinigung der Heilsteine eine wichtige Pflegemaßnahme, die die Qualität der Behandlung und deren Wirkung auf körperliche und geistige Beschwerden enorm erhöht. In seltenen Fällen kann der Fall auftreten, dass ein Stein selbst nach einer ausgiebigen Reinigung weder an Energie noch an Strahlkraft zurückgewinnt. Dann sollte er seinem Ursprung zurückgeführt werden, indem er in der Natur vergraben wird.

Das Entladen von Edelsteinen

Für die optimale Reinigung sollte der Edelstein zuvor entladen werden. Eine sehr effektive Technik dafür ist Salz, entweder Himalajasalz oder gewöhnliches Kochsalz. Dieses Mineral hat die Eigenschaften, den Heilsteinen jene Energien zu entziehen, die sie aufgenommen haben, aber nicht selbst umwandeln konnten. Zur Entladung folge den angegebenen Schritten:

1. Schütte so viel Salz auf einen Teller, dass sich ein kleiner Haufen bildet.
2. Nun lege ein Taschentuch oder ein Blatt von einer Küchenrolle auf das Salz. Diese dünne Abtrennung verhindert die Beschädigung der Oberfläche des Edelsteins durch das Salz. Die Wirkung wird dadurch nicht gemindert.
3. Lege jetzt den Heilstein auf den mit dem Tuch bedeckten Haufen Salz und belasse ihn dort eine Nacht.
4. Das verwendete Salz sollte nach diesem Vorgehen vollständig entsorgt werden, da es Energien aufgenommen hat, die möglicherweise unerwünscht sind.

Das schnelle Reinigen

Der jeweilige Stein wird eine Zeit lang unter fließendes Wasser gelegt. Ist der Stein groß, sollte er länger unter dem Wasser verweilen, das können bis zu 20 Minuten sein. Bei kleineren Steinen reichen meist schon 20 Sekunden. Da Wasser jedoch eine wertvolle Ressource ist, sollte diese Methode nur angewendet werden, wenn keine andere möglich ist, zudem sollten dafür möglichst nur die kleinen Steine verwendet werden.

Reinigung mit Kräutern / Räuchern

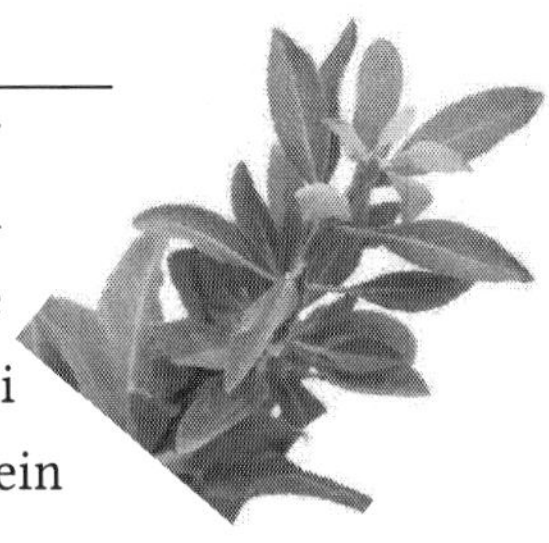

Edelsteine können ebenso gut durch Kräuter gereinigt werden. Dies ist eine Methode, die besonders bei indigenen Stämmen, zum Beispiel in Afrika, eine lange Tradition besitzt. Verwendet werden dabei Kräuter wie Salbei oder Zeder, die den jeweiligen Stein durch Abtupfen oder Abräuchern reinigen.

Materialübersicht für das Räuchern

- Räuchern mit Räucherkohle (klassisches Räucherritual): Räucherkohle, Räucherschale, Räuchergefäß (z. B. Räucherpfanne), Räuchersand, Räuchermischung, Räucherzange, Feuerzeug, Räucherlöffel

Anmerkung: Entweder speziell fürs Räuchern entwickelte Kohle oder einfach ein Stück Glut verwenden.

- Räuchern mit Stövchen: Stövchen, Räucherwerk, Sieb, Teelicht, Streichhölzer

Anmerkung: Stövchen aus Holz sind für Naturliebhaber ideal, Stövchen aus Messing sind langlebig, solche aus Keramik sind schön, aber zerbrechlich, und aus Speckstein sind sie individuell, aber grob.

- Räuchern mit Räucherstäbchen: Räucherstäbchen, Halter, Räucherschale zum Auffangen herunterfallender Asche, Feuerzeug
- Räucherschale: muss feuerfest sein, am besten eine aus Messing oder Steingut, keinen Aschenbecher verwenden (Räuchern ist etwas Rituelles)
- Räuchersand: entweder speziell fürs Räuchern entwickelter Sand, der die Kohle belüftet und isoliert, oder einfacher Sand aus der Kiste, der sterilisiert wurde, damit sich im Raum keine Bakterien verteilen
- Räuchern mit Räuchersalbei: Räucherbündel bzw. Salbei, Feuerzeug, Räucherschale mit Sand
- Räuchern mit weißem Salbei: weißer Salbei, Feuerzeug
- Räucherwerk: Kräuter, Harze, Blüten, Hölzer

1. Vorbereitung und Anzünden der Räucherkohle

Bevor mit dem Räuchern begonnen wird, sollte der Raum unbedingt gesäubert und die Rauchmelder sollten aus dem Raum entfernt werden. Nimm dir Zeit für die Vorbereitung und stimme dich ganz bewusst auf das Räuchern ein. Jetzt muss erst einmal die Räucherkohle angezündet werden. Die meisten Räucherkohlen, die im Handel erhältlich sind, haben einen Schnellzünder. Das bedeutet, dass man die Kohle ganz leicht mit einem Feuerzeug anzünden kann. Dafür hält man sie am besten mit einer Räucherzange fest, um sich nicht die Finger zu verbrennen. Der Schnellzünder ist natürliches Salpetersalz, das sich dann mit kleinen roten Spritzern sofort durch die gesamte Kohle zieht. Anschließend wird die Räucherkohle in eine mit Sand befüllte Räucherschale gelegt. Der Sand hält die Hitze in der Schale und belüftet gleichzeitig auch die Kohle.

Tipp: Jetzt muss sich auf der Räucherkohle erst einmal eine Ascheschicht bilden. Das dauert etwa 10 bis 15 Minuten. Die Ascheschicht ist wichtig, damit die Räucherkohle die richtige Temperatur erreicht und sich der Duft und die Wirkung der Räucherstoffe und Räuchermischungen bestmöglich entfalten können.

2. Reinigen

Sobald die Räucherkohle rundherum eine Ascheschicht gebildet hat, wird ein reinigender Räucherstoff – zum Beispiel Zeder oder weißer Salbei – auf die Räucherkohle gelegt. Alle Fenster und Türen, die ins Freie führen, sollten nun geschlossen sein. Gereinigt wird immer gegen den Uhrzeigersinn. Auch Räuchermischungen sind von den Inhaltsstoffen so aufgebaut. Halte das Kraut an und um den zu reinigenden Stein, sodass der Rauch diesen säubern kann. Nachdem der Rauch kurz eingewirkt ist, wird ausgiebig gelüftet.

Reinigung mit Visualisierung

Eine weitere Möglichkeit erfordert den eigenen Geist: Durch konzentrierte Visualisierung können Heilsteine nach ausgiebigem Gebrauch ebenfalls gereinigt werden. Es gilt, zu beachten, den Fokus zu behalten und eine klare Absicht zu formulieren, nämlich die Säuberung des Steins.

Um die Reinigung durchzuführen, stellst du dir um den jeweiligen Stein ein strahlendes Licht vor, ob weiß oder golden, ist dir überlassen. Dieses verjagt alles Unreine und alle ungewünschten Energien des Heilsteins.

Einen Edelstein reinigen

https://bit.ly/3wJNrip
Link oder QR-Code
zum Audio-Guide

In dieser Übung leite ich dich an, allein mit Hilfe deiner Geisteskraft einen beliebigen Stein zu reinigen. Dafür ist es nicht einmal zwingend notwendig, dass du den Stein bei dir hast, allerdings kann es den Effekt der Visualisierung verstärken, wenn du ihn dabei in der Hand hältst. Alles, was du benötigst, sind ein paar Minuten Zeit und einen Ort, an dem du ungestört bist. Außerdem solltest du dich jetzt dafür entscheiden, welchen Stein du mit Hilfe dieser geführten Visualisierung reinigen möchtest. Wenn du so weit bist, setze dich bequem, aber aufrecht hin. Lege die Handflächen auf den Oberschenkeln ab und achte darauf, dass du weder Arme noch Beine überkreuzt, um den Fluss der Energie durch deinen Körper nicht zu blockieren. Deine Fußsohlen sollten festen Kontakt zum Boden herstellen, damit du gut geerdet bist. Konzentriere dich einen kurzen Augenblick auf das Gefühl, mit dem deine Fußsohlen den Boden berühren, spüre die Kraft der Erde und lass sie von dort in deinen Körper hineinströmen. Schließe nun deine Augen und atme langsam und regelmäßig, konzentriere dich ganz auf die Schwärze vor deinen Augen und blende alle anderen Reize aus. Lass in dieser Schwärze nun vor deinem geistigen Auge den Stein entstehen, den du dir ausgesucht hast. Stell ihn dir vor, wie er frei in der Dunkelheit vor dir schwebt und sich dabei um seine eigene Achse dreht. Betrachte ihn in all seinen Details, seiner Farbe und Form, bis du ihn so klar wie möglich vor dir siehst. Lasse nun mit Hilfe deiner Vorstellungskraft einen violetten Feuerball entstehen, der deinen Stein komplett einhüllt. Betrachte die violetten Flammen, die den Stein zu verzehren scheinen, ohne ihn dabei zu beschädigen. Aus dem Inneren des Steins siehst du winzige schwarze Pünktchen an die Oberfläche dringen und den Stein verlassen, um von der violetten Flamme verzehrt zu werden. Wie winzige Eintagsfliegen sehen sie aus und es werden immer mehr, bis ganze Schwärme von ihnen aus dem Stein entweichen und sich in der Flamme auflösen. Einige wenige letzte Pünktchen verlassen den Stein noch und lösen sich auf, dann beginnt er, von innen heraus zu leuchten. Ein goldenes Licht entsteht im Inneren des Steins und wächst langsam, aber beständig, bis der gesamte Stein aussieht wie eine kleine Sonne. Sein Licht dringt nun in den violetten Feuerball ein und löscht dadurch das Feuer. Der Stein leuchtet ein letztes Mal hell auf, dann erlischt das Licht in seinem Inneren und du siehst ihn wieder klar und deutlich vor dir. Bedanke dich im Geiste bei Erzengel Zadkiel, dem Hüter der violetten Flamme, für diese Reinigung, nimm dir einen Augenblick Zeit, wieder ins Hier und Jetzt zurückzukehren, und öffne dann deine Augen, sobald du bereit bist.

ENERGIE AUFLADEN

Um die Kraft der Steine voll ausschöpfen zu können, müssen diese auf der energetischen Ebene aufgeladen werden. Dafür gibt es einige Techniken, die diesen Zweck erfüllen.

Die traditionelle Aufladung

Die traditionelle Aufladung entspricht einem Ritual, das dafür genutzt wird, um die Energie der heilenden Mineralien aufzuwecken, zu stärken und zu aktivieren. Bei dieser Methode rufst du dir die klare Intention in den Geist, den jeweiligen Heilstein aufzuladen. Anschließend kannst du eine der folgenden Varianten durchführen:

Aufladung durch Erwärmung

Halte den Stein in deinen Händen und erwärme ihn so mit deiner Körpertemperatur. Visualisiere, wie die Energie aus deinen Händen in den Stein fließt und ihn auflädt.

Aufladung durch Anpusten

Schließe deine Augen, atme tief ein und puste den gewünschten Stein mit deinem Atem an. Visualisiere, wie die Energie in Form deines Atems in den Stein fließt, bis er sich vollständig damit gefüllt hat.

Aufladung durch Besingen

Summe oder singe ein Lied oder eine Melodie, die dir gefällt und die in dir positive Gefühle auslöst. Halte dabei den Stein in deinen Händen und konzentriere dich darauf, wie die Energie durch deine Stimmung in den Stein gelangt. Mit deinem Körper erzeugst du jede Schwingung und Frequenz, die den Heilstein auflädt.

Aufladung durch Besprechen

Nimm den gewünschten Stein in deine Hände und sprich klare, stets positiv formulierte Absichten aus. Versorge das Exemplar so mithilfe deiner Stimme und deinen Worten mit neuer Energie. Achte darauf, dass du direkt den Stein ansprichst und dabei angenehme Gefühle empfindest. Wenn du schlecht gelaunt bist oder zweifelst, wird leider auch das in den Heilstein übergehen. Vermeide dies, indem du dich selbst vorher erdest und zentrierst.

Aufladung durch Chakren

Lege dich in einer bequemen Haltung mit dem Rücken auf den Boden, nimm den Stein und lege ihn der Reihe nach auf deine sieben Hauptchakren, beginnend mit dem Wurzelchakra bis hin zum Kronenchakra. Visualisiere bei jedem einzelnen Energiezentrum, wie das jeweilige farbige Licht den Stein umhüllt und mit den Qualitäten des Chakras anreichert. So erhält das Exemplar das volle Spektrum der Energiezentren und ist dabei genau auf deinen Körper abgestimmt.

Die Aufladung durch die Erwärmung

> Beachte, dass besonders poröse Steine eher nicht in Wasser eingelegt werden sollten, da sie sonst im Laufe der Zeit ausgewaschen werden könnten.

Die traditionelle Aufladung sieht die Anreicherung des Steins mit Energie durch die eigenen Hände vor, doch diese Methode erzielt den Effekt durch das Erwärmen über andere Wege. Einerseits kann das gewünschte Exemplar in ein warmes Wasserbad, auf die Heizung oder in ein warmes Sandbett gelegt werden. Auch das Tragen in der Hosentasche erwärmt und energetisiert somit den Heilstein. Deiner Kreativität ist hierbei keine Grenze gesetzt, doch vermeide das Erwärmen durch Elektronikgeräte. Diese könnten möglicherweise die im Stein gespeicherten Informationen verändern.

Die Aufladung durch einen Bergkristall

> Ein Rohstein ist ein unverarbeiteter Stein, wie er in der Natur gefunden wurde.
> Trommelsteine sind Steine, die in einer Trommel abgerundete Ecken erhalten. Sie sind meist kleiner und durch ihre Form sehr angenehm beim Berühren.

Einem gereinigten Bergkristall wird nachgesagt, Energien zu aktivieren und zu verstärken. Denn andere Mineralien können die Reinheit dieses Heilsteins aufnehmen, was wiederum ihre heilende Wirkung verstärkt. Aus diesem Grund eignen sich Bergkristalle für die Aufladung anderer Mineralien.

Lege dafür den aufzuladenden Stein auf einen rohen Bergkristall oder eine Schale mit Trommelsteinen aus Bergkristallen. Da die Methode besser mit einem Rohstein funktioniert, ist besonders die erste Variante zu empfehlen. Hier bleibt der Heilstein für etwa 12 Stunden liegen.

Die Aufladung durch Sonnenlicht

Das Licht der Sonne, besonders das zur Morgen- und Abenddämmerung, besitzt die Eigenschaften, ein Mineral anzuregen und die Energie zu intensivieren. Etwa 30 Minuten nach dem Aufgang und 30 Minuten vor dem Untergang der Sonne sollte der jeweilige Heilstein in die Sonne gelegt werden, um ihn aufzuladen und mit den heilenden Informationen der Sonne anzureichern. Achte jedoch darauf, dass das Mineral nicht zu intensivem Licht ausgesetzt wird, da es ansonsten vorkommen kann, dass es sich wiederum entlädt.

Die Aufladung durch Mondlicht

Auch der Mond besitzt Charakteristika, die bei der Aufladung eines Heilsteins von Vorteil sind. Steine, die einen Einfluss auf den Wasserhaushalt des Körpers besitzen, wie zum Beispiel der Sodalith, profitieren besonders von der Aufladung durch den Mond. Dabei ist vor allem die jeweilige Mondphase zu beachten, da die Energien des Mondes in jeder Mondphase andere Qualitäten annehmen. Bei Vollmond ist die Energie am stärksten, weshalb Exemplare, die das Blut, die Blase oder das Lymphsystem regulieren, wie zum Beispiel der Granat und der Karneol, zu diesem Zeitpunkt dem Mondlicht ausgesetzt werden sollten.

Möchtest du einen Heilstein aufladen, der eine verstärkende Wirkung auf den Körper hat, wie zum Beispiel der Amethyst, solltest du die Phase des zunehmenden Mondes nutzen. Für Steine, die befreiend wirken oder alte Krusten lösen, wie zum Beispiel der Apophyllit, solltest du das Licht des abnehmenden Mondes verwenden.

Woher weiß ich, ob der Heilstein vollständig aufgeladen ist?

Ob ein Mineral mit heilenden Eigenschaften erfolgreich mit Energie angereichert wurde, lässt sich leicht feststellen. Nimm dafür den jeweiligen Stein in deine Hände und atme dreimal hintereinander tief in den Bauch ein und aus.

- Der Stein ist vollständig aufgeladen, wenn du eine angenehme Wärme oder ein leichtes Kribbeln in deinen Händen verspürst.
- Der Stein ist noch nicht vollständig mit Energie gesättigt, wenn du nichts spürst und deine Hände kalt bleiben.

HEILSTEINE PROGRAMMIEREN

Es ist möglich, Edelsteine mit Informationen anzureichern, so dass sie einem bestimmten Zweck dienen. Diesen Vorgang nennt man „programmieren“. Das Programmieren beschreibt jenen Prozess, der ein Mineral mit speziellen Energien, Wünschen oder Vorstellungen anreichert. Besonders der Bergkristall ist ein Heilstein, der aufgrund seiner Aufnahmefähigkeit ein guter Speicher und Träger von Informationen ist.

Vorbereitung:
Deiner Fantasie sind Beim Programmieren keine Grenzen gesetzt, deshalb solltest du dir nun überlegen, welchen Stein du programmieren möchtest und zu welchem Zweck. Zum Beispiel könntest du einen Stein, der als Kettenanhänger dienen soll, so programmieren, dass er dich mit seinem Träger im Herzen verbindet. Die Kette mit diesem Stein könntest du dann einem Freund schenken und wärst auf diese Art immer mit ihm verbunden. Genauso lässt sich ein Stein auf diese Art auch als Talisman für Schutz oder Glück programmieren, zum Anziehen von Energien der Liebe oder mit ganz individuellen Absichten. Überlege dir dann einige, wenige Begriffe, die diesen Zweck so genau wie möglich beschreiben, zum Beispiel „Schutz“, „Liebe anziehen“ oder Ähnliches. Du kannst ein Wort oder auch mehrere Wörter für deinen Zweck auswählen, beschränke dich hierbei aber auf das Nötigste. Den Stein, den du programmieren möchtest, musst du für die Visualisierung bei dir haben, deshalb triff nun deine Vorbereitungen.

Einen Edelstein programmieren

https://bit.ly/3cDzCvm
Link oder QR-Code zum Audio-Guide

In dieser Übung leite ich dich an, wie du einen Edelstein mit einer bestimmten Absicht programmieren und ihm somit eine Aufgabe oder einen Bestimmungszweck geben kannst.

Suche dir einen ruhigen Ort, an dem du ungestört bist, und nimm dir einige Minuten Zeit. Lege den Stein deiner Wahl auf einem Tisch vor dir ab und setze dich aufrecht davor. Lege deine Hände links und rechts neben den Stein, so dass er zwischen deinen Handflächen liegt und von ihnen umgeben ist, ohne sie zu berühren. Schließe nun deine Augen und lenke deinen Fokus auf dein Stirnchakra, dein drittes Auge. Stell es dir als leuchtenden, dunkelblauen Punkt zwischen deinen Augen vor und lass diesen Punkt nun langsam anwachsen und stärker leuchten. Rufe dir jetzt die Worte in Erinnerung, die deine Absicht beschreiben, die Absicht, mit der du den Stein programmieren möchtest. Sprich sie im Geiste, wiederhole sie und stelle dir vor, wie sie mit dem blauen Licht verschmelzen, dass ausgehend vom Stirnchakra deinen Kopf erfüllt.

Leite dieses Licht nun durch deinen Nacken aus dem Kopf heraus, über die Schultern und Arme bis in deine Hände. Wiederhole dabei immer wieder die Worte deiner Absicht und lass diese in das blaue Licht hineinfließen. Lass das Licht nun durch deine Hand-Chakren hinausfließen und sich zwischen deinen Handflächen sammeln, wo es deinen Stein komplett umhüllt. Sprich dabei weiter im Geist die Worte und leite immer mehr von der blauen Lichtenergie zwischen deine Handflächen. Du spürst nun ein warmes Kribbeln in den Händen, ein deutliches Signal, dass du genügend Energie produziert hast. Lass den Lichtstrahl nun versiegen und konzentriere dich ganz auf den Ball aus blauem Licht zwischen deinen Händen. Stell dir vor, wie der Stein beginnt, das blaue Licht von innen heraus zu absorbieren. Die Lichtkugel schrumpft nun langsam, bis sie komplett vom Stein absorbiert wurde.

Dein Stein ist nun vollständig mit deiner Absicht aufgeladen, entspanne dich noch einen Augenblick und nimm dir Zeit, ins Hier und Jetzt zurückzukehren. Wenn du bereit bist, öffne deine Augen.

Beispiel-Absichten:

- Ich informiere diesen Stein mit Liebe und Heilung.
- Jeder, der mit diesem Stein in Berührung kommt, erfährt Heilung und Gesundung.
- Ich gebe diesem Stein die Kraft, eine Quelle von Dankbarkeit und Heilung zu sein.

Doch auch persönliche Wünsche können in einen Heilstein programmiert werden, wie zum Beispiel diese:

- Ich ermächtige diesen Stein dazu, die Liebe und Harmonie in meiner Beziehung zu unterstützen.
- Ich ermächtige diesen Stein dazu, Fülle und Wohlstand in mein Leben zu bringen.

Damit die Absichten auch tatsächlich wirken können, solltest du darauf achten, nur Dinge zu formulieren, an die du auch glaubst. Wenn du an der Wirkung zweifelst, sinkt die Schwingung deiner Botschaft, weshalb der Heilstein eine andere Information erhält, als du ursprünglich wolltest. Vermeide es also, ihn mit Unglauben und Zweifel zu programmieren, indem du bewusst an den Erfolg glaubst und auf das Eintreffen deines Wunsches vertraust.

Schutzstein programmieren

Um einen gereinigten und aufgeladenen Schutzstein so zu programmieren, dass er dich bestmöglich absichert, folge dieser Anleitung:

- Wähle einen geeigneten Schutzstein, wie zum Beispiel den Türkis oder den schwarzen Turmalin, und berühre ihn mit deinen Händen.
- Visualisiere jetzt eine Art Schutzschild um diesen Stein, der sich ausweitet und dich mit umfasst. Er kann sich auch in einer Blase aus strahlendem Licht zeigen.
- Nun hast du den Stein mit deiner Absicht mit schützenden Eigenschaften informiert.
- Du kannst ihn zum Beispiel als Talisman oder Amulett tragen, damit du dich ständig unter dem Schutz des Steins befindest.

Mit dieser Technik können übrigens auch andere Gegenstände oder gar das Zuhause geschützt werden. Eine weitere Möglichkeit ist es, einen Kreis aus programmierten Schutzsteinen zu bilden, der zudem während der Meditation hilft. Dabei ist zu beachten, dass die Auswahl der Heilsteine stimmt: Sie sollten nicht nur untereinander harmonieren, sondern auch aufeinander abgestimmt sein. Die Kombination aus Rosenquarz, Amethyst und Bergkristall ist auch hier wieder ein hervorragendes Beispiel.

LAGERUNG DER STEINE

Auch die Lagerung der Heilsteine hat einen Einfluss auf deren Kräfte, weshalb es hier einiges zu berücksichtigen gibt. Damit die Mineralien nicht ungewollt wertvolle Energie verlieren oder negative Informationen aufnehmen, solltest du stets darauf achten, sie außerhalb der Anwendung an einem geeigneten Ort aufzubewahren. Heilsteine nehmen Einfluss aufeinander, das heißt, wenn sie zum Beispiel nebeneinander liegen, können sie entweder die Schwingungen des anderen Steins aufnehmen, diese ungewollt neutralisieren oder die in ihnen programmierten Absichten auflösen. Besonders der Bergkristall und der Amethyst sind so stark, dass sie diese Auswirkungen auf andere Steine haben können. Sie besitzen eine reinigende Wirkung, die wir uns bei der Säuberung der Steine zunutze machen können. Doch wenn sie sich in der Nähe anderer, bereits aufgeladener Mineralien befinden, werden diese bald wieder entladen sein. Wenn du also mehrere Heilsteine besitzt, solltest du sie nicht gemeinsam lagern, sondern entweder in Gruppen mit gleichen Steinen oder voneinander getrennt durch Holz. Auch die Beschaffenheit der Luftfeuchtigkeit sowie Schweiß beeinträchtigen die sensiblen Heilsteine. Ist der Wassergehalt in der Luft zu niedrig, neigen einige Steine dazu, das in ihnen enthaltene Wasser abzugeben. Unter anderem der Opal reagiert so wie beschrieben, was wiederum dazu führt, dass seine Farbe verbleicht. Hier hilft es, den Stein mit einem angefeuchteten Tuch zu umhüllen, wenn er gerade nicht gebraucht wird. Bei einer zu hohen Luftfeuchtigkeit oder dem Kontakt mit Schweiß können einige Mineralien Veränderungen zeigen. Die Oberfläche der Steine kann mitunter empfindlich auf den sauren pH-Wert des Schweißes reagieren, was zu Zersetzungen führen kann. Eine regelmäßige Reinigung der Heilsteine kann hier Abhilfe schaffen.

Heilsteine sollten grundsätzlich keinem direkten Sonnenlicht ausgesetzt werden, wenn sie lediglich gelagert werden. Auch wenn es optisch ein Highlight ist, funkelnde Edelsteine zum Beispiel auf das Fensterbrett zu legen, so ist das keine optimale Aufbewahrung für ungenutzte Exemplare. Das Sonnenlicht mit seinen UV-Strahlen kann auf Dauer die Farbe, den Energiegehalt und die äußerliche Beschaffenheit der Steine verändern, was auch Auswirkungen auf ihre heilsamen Wirkungen hat.

WIE FINDE ICH MEINEN PERSÖNLICHEN STEIN?

Die Menge an verschiedenen Gesteinen, Mineralien und Edelsteinen ist schier überwältigend, besonders für einen Laien. Doch nicht nur die Steinart unterscheidet bestimmte Exemplare voneinander, denn diese können zudem in Größe, Farbe, Form und Verarbeitungsgrad variieren. Ebenso kann man das Äußere des Steins völlig in den Hintergrund rücken und diesen stattdessen lediglich nach seiner Wirkung oder dem zugeordneten Chakra, Element oder auch Sternzeichen sowie der zugeordneten Zahl auswählen. Die Verbindung zwischen Heilsteinen und Sternzeichen wird im Rahmen eines Exkurses näher betrachtet.

Wahl nach **Intuition**

Die einfachste Möglichkeit, um einen Heilstein auszuwählen, der genau für dich und deine Anwendungsbereiche passt, ist, nach deiner Intuition zu entscheiden. Dein Unterbewusstsein weiß besser als du, was du brauchst und was richtig ist für dich, weshalb du diesem die Führung überlassen solltest. Dein Gefühl wird dich durch die Suche leiten.

Es ist wichtig, dass du dich von den vielen Möglichkeiten und den detaillierten Beschreibungen der Exemplare nicht überfordern lässt. Auch dem Verkäufer solltest du nicht erlauben, dir einen besonders teuren Stein aufzuschwatzen. Am besten nimmst du dir etwas Zeit und Ruhe, um in dich zu horchen, damit du sicherstellen kannst, dass du die richtige Entscheidung triffst.

- Welcher Heilstein sagt mir optisch besonders zu?

- Welches Exemplar fühlt sich angenehm in der Hand an?

- Welche Form und welche Größe sprechen mich an?

Fragen wie diese können dir bei der Entscheidung helfen. Wenn du ein klares „Ja“ fühlst, dann kannst du dir sicher sein, den richtigen Heilstein gefunden zu haben. Wenn du jedoch einen Stein abstoßend oder langweilig findest, ist dieser nicht für dich gedacht.

Wahl nach **Farbe**

Jeder Stein überzeugt mit seiner ganz individuellen Farbnuance oder seinem Farbenspiel. Doch das, was wir als zum Beispiel Rot, Grün, Blau oder Schwarz wahrnehmen, ist nichts anderes als Licht, das von einem Objekt gefiltert wird, sodass wir unterschiedliche Farben sehen. Licht ist eine Form von Energie, die in speziellen Frequenzen auf uns Einfluss nimmt. Wir nehmen es über unsere Sinne und Chakren in unseren Körper auf, wo es über die Nerven und Energiekanäle nicht nur an unsere inneren Organe, sondern auch an unsere Seele weitergegeben wird. Licht ist die Basis alles Lebendigen.

Farbe	Eigenschaften	Beispiel Heilstein
Rot	Aktivität, Energie, Temperament, Bewegung, Lebensfreude, Liebe, Blut, Zielstrebigkeit, Beständigkeit, Durchhaltevermögen, Treue, Begierde, Erotik	- Rubin - Blutjaspis - Zinnober - Granat
Orange	Gemütlichkeit, Ausgeglichenheit, Ruhe, Sanftheit, Entspannung, Befreiung, Sinnlichkeit, appetitanregend	- Karneol - Aventurin Orange - Aragonit - Calcit Orange

Gelb	Lebensfreude, Lässigkeit, Heiterkeit, Entkrampfung, Kontaktfreudigkeit, Mitmenschlichkeit, Ablegen von Hemmungen und Beziehungsängsten	- Bernstein - Citrin - Gold-Beryll - Topas
Grün	Erneuerung, Hoffnung, Neubeginn, Veränderung, Genesung, Frieden, Ruhe, Naturverbundenheit, Sympathie, Mitgefühl	- Malachit - Smaragd - Jade - Moosachat
Rosa	Sanftheit, Sensibilität, Liebe, Zärtlichkeit, Schönheit, Harmonie, Lebensglück, Charme	- Rosenquarz - Rhodonit
Hellblau	Abenteuer, Freiheit, Grenzenlosigkeit, Horizonterweiterung, Unendlichkeit, Tatendrang, Urlaubsstimmung	- Blauquarz - Celestit
Dunkelblau	Tiefe, Schwingung, Beständigkeit, Respekt, Ewigkeit, Unwissenheit, Angst, Abgrund, Zurückhaltung, Gefahr	- Saphir - Azurit
Violett	Neugierde, Abschweifung, Dimensionalität, Befreiung, Gelöstheit, Hingabe	- Amethyst - Charoit - Lavendel-Jade - Fluorit - Purpurit
Farblos	Reine Energie, Konzentration, Einigkeit	- Bergkristall - Diamant
Weiß	Wohlbefinden, Unvergänglichkeit, Reinheit, Ehrlichkeit, Vollkommenheit	- Schneequarz - Mondstein - Milchquarz - Zeolithe
Schwarz	Erdung, Speicherung, Erwärmung, Konzentration, Zielstrebigkeit, Genauigkeit, Schutz, Filterung, Öffnung	- Schwarzer Turmalin - Rauchquarz - Obsidian - Onyx - Magnetit

Wahl nach **Form**

Kein Mineral ist identisch mit einem anderen. Selbst wenn man Steine in einzelne Arten gliedern kann, so sind die einzelnen Exemplare dennoch höchst einzigartig. Einerseits werden Heilsteine angeboten, die ihre rohe Form zeigen, sie sind also unbearbeitet. Doch auch geschliffene und polierte Steine sind sehr beliebt. Je nachdem, in welcher Form sie auftreten, ändert sich auch ihre Wirkung, denn ihre Beschaffenheit kann die Charakteristika der Mineralien verstärken. Trommelsteine, facettierte Steine und Elestiale sind die am häufigsten vorkommenden Formen.

Rohlinge

Rohlinge sind Mineralien in ihrer ursprünglichen Form, das heißt, wie sie in der Natur gefunden wurden.

Getrommelte Heilsteine

Trommelsteine sind jene Exemplare, deren Oberfläche bearbeitet wurde. Ihre typische Form zeigt sich durch Glätte und Glanz, manchmal erhalten sie zudem eine Bohrung, weshalb sie sich als Kettenanhänger eignen. Man kann sie jedoch genauso gut einfach in der Hosentasche bei sich tragen oder, dank ihrer glatten Oberfläche, direkt auf die Haut legen oder kleben.

Facettierte Heilsteine

Facettierte Edelsteine sehen besonders edel und unverwechselbar aus, da sie geschliffen sind. Unter anderem werden Diamanten fast ausschließlich facettiert angeboten, was ihnen ihr typisches, hochwertiges Aussehen verleiht. Diese Form der Bearbeitung eines Steins ist vor allem als Schmuck beliebt. Exemplare dieser Art besitzen meist eine besonders klare und intensive Energie, weshalb der Träger immer auf sein Gefühl hören sollte, das ihm verrät, ob ihm der Stein guttut oder nicht. Gegebenenfalls sollte dieser dann statt zum Beispiel als Ohrring eher als Kette mit einem längeren Band getragen werden.

Elestiale

Elestiale sind Kristalle mit Facetten, die natürlich gewachsen sind. Meist besitzen sie eine längliche Form mit einer oder mehreren Spitzen. Elestiale sollte man aufgrund ihrer natürlichen Form den künstlich geschliffenen Edelsteinen vorziehen. Aufgrund ihrer Spitze sind sie besonders gut für die Heilbehandlung geeignet, da der Anwender eine gezielte Richtung der Energie vorgeben kann. Wenn du eine Behandlung mit einem Elestial durchführen möchtest, achte also darauf, stets mit der Spitze auf den Bereich des Körpers zu zeigen, der Heilung erfahren soll. So wird die gesamte Energie in der Spitze gebündelt und kann in einem konzentrierten Strahl abgegeben werden.

Wahl nach Wirkung

Wenn du konkrete Beschwerden hast und in erster Linie mithilfe eines Heilsteins Linderung erzielen möchtest, kannst du den passenden Stein für dich nach seiner Wirkungsweise auswählen. Verschaffe dir hierfür einen Überblick über die wichtigsten Steine (siehe Kapitel ‚Heilsteinkunde') und suche den heraus, der mit seinen heilenden Eigenschaften einen positiven Einfluss auf deine körperlichen oder geistigen Leiden nehmen kann.

Wahl nach **Chakra**

Jedes der sieben Hauptchakren des Körpers schwingt in einem anderen Farbbereich. Aufgrund dieser Eigenschaft kann man den einzelnen Energiezentren bestimmte Heilsteine zuordnen, die die gleiche Farbe besitzen.

Chakra	Name	Beschreibung	Farbe	Beispiel Heilstein
1. Chakra	**Wurzelchakra**	Materialität, Erdung, Vertrauen	Rot	- Blutjaspis - Rubin - Zinnober
2. Chakra	**Sakralchakra**	Sexualität, Emotionen	Orange	- Karneol - Aventurin Orange - Calcit Orange
3. Chakra	**Solarplexuschakra**	Glaubenssätze, Gedankenmuster	Gelb	- Bernstein - Citrin - Gold-Beryll
4. Chakra	**Herzchakra**	Liebe, Verbindung	Grün	- Malachit - Smaragd - Jade
5. Chakra	**Halschakra**	Ausdruck	Blau	- Aquamarin - Fluorit - Cyanit
6. Chakra	**Stirnchakra**	Verbindung zur eigenen Seele	Violett	- Amethyst - Charoit - Lavendel-Jade
7. Chakra	**Kronenchakra**	Höheres Selbst	Weiß	- Bergkristall - Diamant - Schneequarz

Wenn du dich zum Beispiel mit deinen Emotionen auseinandersetzen möchtest und dabei Unterstützung benötigst, solltest du dein Sakralchakra stärken und aktivieren. Das kannst du mit der Wahl eines Steins mit der Farbe Orange erreichen, wie einem Karneol oder einem Aventurin.

Wahl nach **Element**

Die vier Naturelemente Feuer, Wasser, Erde und Luft sind universell bedeutend für jedes Leben auf dem Planeten. Wenn wir Heilung erfahren wollen, können wir uns dieser Elemente bedienen, indem wir Heilsteine wählen, die dem gewünschten Bereich zugeordnet werden können.

Element	Eigenschaften	Beispiel Heilstein
Erde	Erden, zentrieren, verwurzeln	- Schwarzer Turmalin - Obsidian - Onyx
Wasser	Durchdringen, nähren, spüren, befruchten	- Türkis - Aquamarin - Saphir
Luft	Schöpfen, denken, analysieren, kommunizieren	- Bernstein - Citrin - Gelber Turmalin
Feuer	Antreiben, aktiv, energiegeladen, wärmend	- Rubin - Granat - Roter Jaspis

Wahl nach **Zahl**

Auch Zahlen unterscheiden sich durch verschiedene Schwingungsbereiche voneinander. Aufgrund dieser können ihnen eigene Eigenschaften und demnach auch Heilsteine zugeordnet werden. Die Zahlensymbolik, auch Numerologie genannt, beschäftigt sich eingehend mit diesem Thema.

Zahl	Eigenschaften	Beispiel Heilstein
1	Unabhängigkeit, Individualität, Zielstrebigkeit, Initiative	- Rosenquarz - Obsidian - Labradorit - Rubin
2	Kooperativität, Diplomatie, Partnerschaftlichkeit, Rücksicht	- Jaspis - Fluorit - Beryll
3	Kreativität, Kommunikation, Wortgewandtheit	- Amethyst - Chrysokoll - Tigerauge - Serpentin
4	Neutral, Ordnung, Struktur, Großzügigkeit	- Apatit - Jadeit - Karneol - Rhodonit - Sonnenschein - Türkis
5	Weltoffenheit, Abenteuerlichkeit, Freiheit, Vision	- Aquamarin - Azurit - Hämatit - Mondstein
6	Sozial, Verantwortungsbewusstsein, Ausgeglichenheit, Mitgefühl	- Achat - Zitrin - Epidot - Olivin - Onyx

7	Analyse, Fleiß, Wissbegierde, Bewusstsein	- Aventurin - Bernstein - Granat
8	Gerecht, Pragmatisch, Logik, Materialismus	- Ametrin - Opal - Rauchquarz - Saphir - Topas - Diamant
9	Menschlichkeit, Selbstlosigkeit, Natürlichkeit, Verbindlichkeit	- Amazonit - Turmalin - Smaragd - Gagat

Die Berechnung des numerologischen Zahlenwertes der Heilsteine

Um zu identifizieren, welche Zahl ein Heilstein besitzt, wird der Name des Steins in seinen numerologischen Zahlenwert umgewandelt. In der Numerologie wird jedem Buchstaben eine Zahl von 1 bis 9 zugeordnet.

1	2	3	4	5	6	7	8	9
A	B	C	D	E	F	G	H	I
J	K	L	M	N	O	P	Q	R
S	T	U	V	W	X	Y	Z	
	Ö				Ä		Ü	
	ß							

Wenn beispielsweise der Zahlenwert des Diamanten ermittelt werden soll, werden zunächst die Zahlen der einzelnen Buchstaben gemäß der Tabelle notiert. Dann wird so lange die Quersumme gebildet, bis das Ergebnis einstellig ist. Das ist die gesuchte Zahl.

Name Heilstein: **D i a m a n t**

Zahlenwerte: 4 9 1 4 1 5 2

Quersumme: 4 + 9 + 1 + 4 + 1 + 5 + 2 = 26

2 + 6 = **8**, Zahl: 8

Exkurs: Sternzeichen und Heilsteine

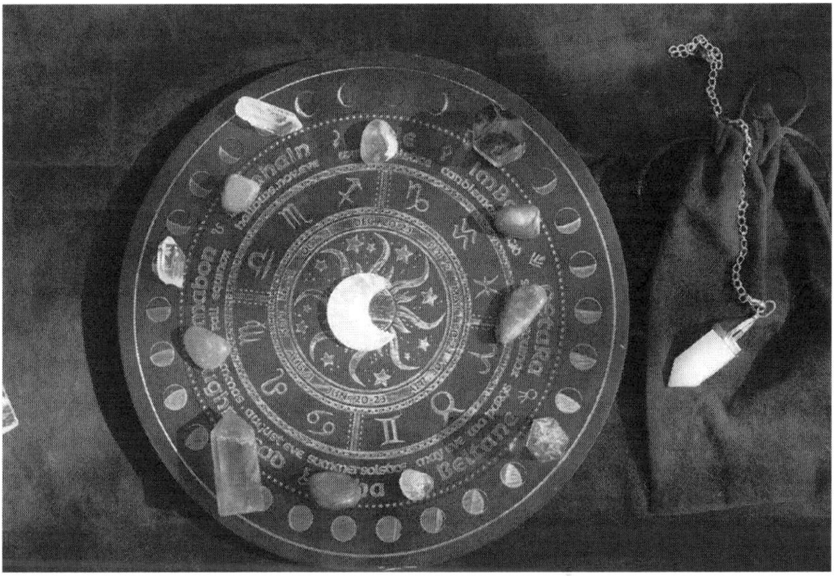

Der genaue Zeitpunkt der Geburt ist ein Ereignis, das einen großen Einfluss auf das gesamte Leben des Menschen hat. Je nachdem, an welchem Tag und in welchem Monat wir auf die Welt gekommen sind, kann uns eines von insgesamt 12 Sternzeichen zugeordnet werden. Diesen Tierkreiszeichen, die innerhalb des Jahres bestimmte Zeitabschnitte einnehmen, können wiederum spezielle Eigenschaften, positive sowie negative, zugeschrieben werden. Die Sternzeichen schwingen in einer ganz bestimmten Frequenz, die mit der bestimmter Merkmale übereinstimmt, sodass diese Zuordnung getroffen werden kann. Dieses Phänomen beruht auf dem Prinzip der Einheit im Universum: Alles ist miteinander verbunden und bedingt sich gegenseitig, deshalb besteht eben auch eine Verbindung zwischen den Sternzeichen, unserem Leben und den Heilsteinen. So können auch den Himmelskörpern gewisse Mineralien zugeordnet werden. Da Edelsteine die Schwingungen bestimmter Sternzeichen widerspiegeln, ist auch verzeichnet, welcher Heilstein besonders stark auf welches Tierkreiszeichen einwirkt. Auf der Basis dieser Auflistung können die Steine identifiziert werden, die gemäß dem jeweiligen Geburtsdatum eines Menschen für diesen am effektivsten wirken. Es gibt verschiedene Auffassungen von Horoskopen, die teilweise unterschiedliche Annahmen über Sternzeichen und ihre Heilsteine verfolgen. Einige Beispiele sind das **ägyptische, griechische, keltische**, **chinesische** und **indianische** Horoskop. In diesem Kapitel befassen wir uns mit den Überlieferungen der **westlichen** Astrologie.

Das **ägyptische Horoskop** setzt sich aus 12 Gottheiten zusammen. Diese Zeichen werden nicht wie in unserem europäischen Horoskop in 12 Monate unterteilt, stattdessen in 28 Perioden:

Nil (1. Januar bis 7. Januar, 19. Juni bis 28. Juni, 1. September bis 7. September, 18. November bis 26. November),
Amun-Ra (8. Januar bis 21. Januar, 1. Februar bis 11. Februar),
Mut (22. Januar bis 31. Januar, 8. September bis 22. September),
Geb (12. Februar bis 29. Februar, 20. August bis 31. August),
Osiris (1. März bis 10. März, 27. November bis 18. Dezember),
Isis (11. März bis 31. März, 18. Oktober bis 29. Oktober, 19. Dezember bis 31. Dezember),
Thot (1. April bis 19. April, 8. November bis 17. November),
Horus (20. April bis 7. Mai, 12. August bis 19. August),
Anubis (8. Mai bis 27. Mai, 29. Juni bis 13. Juli),
Seth (28. Mai bis 18. Juni, 28. September bis 2. Oktober),
Bastet (14. Juli bis 28. Juli, 23. September bis 27. September, 3. Oktober bis 17. Oktober) und
Sakhmet (29. Juli bis 11. August, 30. Oktober bis 7. November).

Im **griechischen Horoskop** werden die 12 Götter des Olymps aus der Antike als Symbole für die Sternzeichen verwendet:

Ares (21. März bis 20. April),
Hestia (21. April bis 21. Mai),
Hermes (22. Mai bis 21. Juni),
Artemis (22. Juni bis 22. Juli),
Apollon (23. Juli bis 23. August),
Demeter (24. August bis 22. September),
Aphrodite (23. September bis 23. Oktober),
Hades (24. Oktober bis 22. November),
Zeus (23. November bis 21. Dezember),
Hera (22. Dezember bis 20. Januar),
Dionysos (21. Januar bis 18. Februar) sowie
Poseidon (19. Februar bis 20. März).

Die Sternzeichen des **keltischen Baumhoroskops** werden von Tieren repräsentiert, es sind jedoch 13 an der Zahl, die jeweils einen Zeitabschnitt markieren:

Hirsch (24. Dezember bis 20. Januar),
Katze (21. Januar bis 17. Februar),
Schlange (18. Februar bis 17. März),
Fuchs (18. März bis 14. April),
Kuh (15. April bis 12. Mai),
Seepferdchen (13. Mai bis 9. Juni),
Zaunkönig (10. Juni bis 7. Juli),
Pferd (8. Juli bis 4. August),
Lachs (5. August bis 1. September),
Schwan (2. September bis 29. September),
Schmetterling (30. September bis 27. Oktober),
Wolf (28. Oktober bis 24. November) und *Falke* (25. November bis 23. Dezember).

Das **chinesische Horoskop** unterscheidet sich in der Hinsicht von den restlichen, da es das Jahr nicht in Abschnitte unterteilt, sondern stattdessen das gesamte Jahr einem Sternzeichen widmet. Auch hier werden 12 Tiere als Symbole verwendet:

Ratte (..., 1984, 1996, 2008, 2020, 2032, ...),
Büffel (..., 1985, 1997, 2009, 2021, 2033, ...),
Tiger (..., 1986, 1998, 2010, 2022, 2034, ...),
Hase (..., 1987, 1999, 2011, 2023, 2035, ...),
Drache (..., 1988, 2000, 2012, 2024, 2036, ...),
Schlange (..., 1989, 2001, 2013, 2025, 2037, ...),
Pferd (..., 1990, 2002, 2014, 2026, 2038, ...),
Ziege (..., 1991, 2003, 2015, 2027, 2039, ...),
Affe (..., 1992, 2004, 2016, 2028, 2040, ...),
Hahn (..., 1993, 2005, 2017, 2029, 2041, ...),
Hund (..., 1994, 2006, 2018, 2030, 2042, ...) und
Schwein (..., 1995, 2007, 2019, 2031, 2043, ...).

Auch im **indianischen Horoskop**, dem sogenannten **Medizinrad**, finden wir die 12 Sternzeichen in Form von Tiersymbolen wieder:

Gans (22. Dezember bis 19. Januar),
Otter (20. Januar bis 18. Februar),
Wolf (19. Februar bis 20. März),
Falke (21. März bis 19. April),
Biber (20. April bis 20. Mai),
Hirsch (21. Mai bis 20. Juni),
Specht (21. Juni bis 22. Juli),
Lachs (23. Juli bis 22. August),
Braunbär (23. August bis 22. September),
Rabe (23. September bis 23. Oktober),
Schlange (24. Oktober bis 21. November) und
Eule (22. November bis 21. Dezember).

Geburtssteine

Geburtssteine sind jene Heilsteine, die aufgrund des genauen Geburtsdatums, der exakten Zeit und des Geburtsortes bestimmt werden. Grundsätzlich ist es jedoch ausreichend, die Bestimmung des Geburtssteines anhand der sogenannten ‚Intervalle' vorzunehmen. Jedes Sternzeichen kann dabei in drei Zeitabschnitte unterteilt werden, denen wiederum Geburtssteine zugewiesen werden. In jedem zeitlichen Abschnitt nehmen immer wieder andere Planeten Einfluss auf die Erde und ihre Bewohner, weshalb sich auch die Zuordnung der Steine etwa alle zehn Tage anpasst. Wenn mit Geburtssteinen gearbeitet wird, zum Beispiel in Form einer Meditation, durch Tragen, Auflegen oder weiteres, schützen sie den Träger, bringen Glück und wirken unterstützend auf die persönlichen Stärken. Menschen, die am Rand eines Intervalls geboren wurden, sollten besonders prüfen, welcher Stein ihnen mehr zusagt. Hier kann nämlich eine kleine Ungenauigkeit entstehen, da sich die Sternzeichen und Intervalle von Jahr zu Jahr um einen Tag verschieben können. Demnach könnte es vorkommen, dass jemand, der an der Grenze eines Zeitabschnittes geboren ist, in einem Jahr zu einem Intervall und in einem anderen Jahr zu dem darauffolgenden Intervall gezählt werden kann. Hier gibt wieder das persönliche innere Gefühl Aufschluss darüber, welcher der zur Auswahl stehenden Steine besser zu demjenigen passt.

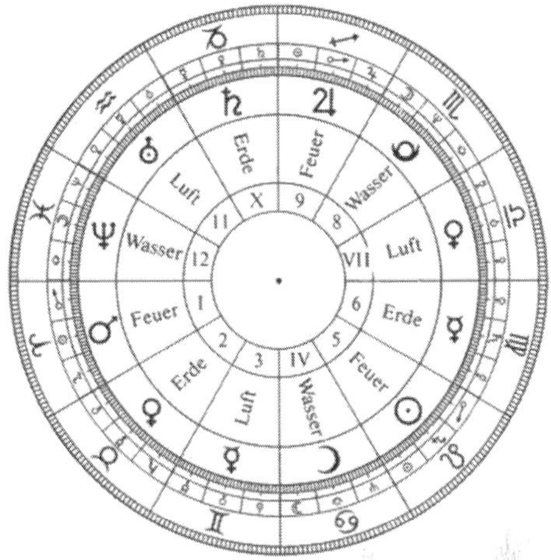

Ausgleichssteine

Die den Sternzeichen zugeordneten Ausgleichssteine besitzen eine andere Wirkung auf den Menschen als die Geburtssteine. Wenn du dich im Gleichgewicht befindest und deine dir mitgegebenen Anlagen aktivieren und unterstützen möchtest, solltest du den Geburtsstein, also den deinem Intervall zugeordneten Heilstein, wählen. Wenn du jedoch durch interne oder externe Einflüsse aus deiner Mitte geraten bist und nach mehr Ausgewogenheit und Ausgeglichenheit strebst, solltest du statt des Geburtssteins einen Ausgleichsstein verwenden. Dieser wirkt den angeborenen Dysbalancen entgegen, die typischerweise aufgrund von Geburtskonstellationen bei Menschen auftreten könnten. Verwendet wird diese Art der Steine, wenn du bemerkst, dass dich derzeit ein Problem belastet. Spürst du, dass du dich nicht in deiner Mitte befindest, solltest du auf die Kraft des Ausgleichssteins deines Sternzeichens zurückgreifen, indem du das Exemplar entweder an deinem Körper trägst, es auflegst oder gegebenenfalls ein Edelsteinelixier herstellst.

Da unzählige Möglichkeiten von Ungleichgewichten und Tendenzen existieren, ist die Zuordnung von Ausgleichssteinen zu den jeweiligen Sternzeichen eine sehr komplexe Herausforderung. Die einzelnen Tierkreiszeichen repräsentieren bestimmte Eigenschaften einer Persönlichkeit, doch diese herrschen nicht bei jedem Menschen gleich stark vor. Bei einigen Individuen sind diese Charaktermerkmale weniger intensiv vorhanden, während andere diese im extremen Fall ausleben. Ebenso verhält es sich mit anderen Aspekten, die die Tierkreiszeichen widerspiegeln, sodass Menschen, die aufgrund ihres Geburtsdatums dasselbe Sternzeichen besitzen, dennoch einen völlig einzigartigen und individuellen Charakter entwickelt haben, der sich aus den mehr oder weniger ausgeprägten positiven und negativen Eigenschaften des Tierkreiszeichens zusammensetzt. Aufgrund dieser Tatsache ist es eine Herausforderung, die Auswahl von Mineralien auf nur wenige Heilsteine zu reduzieren, die dennoch in der Lage sind, den Großteil der möglichen Ungleichgewichte auszugleichen. Die hier getroffene Auswahl basiert auf den typischen Problemen, mit denen die jeweiligen Sternzeichen am häufigsten zu kämpfen haben.

DIE STERNZEICHEN UND DIE IHNEN ZUGEORDNETEN HEILSTEINE

Sternzeichen Steinbock (Capricorn)

Das Sternzeichen Steinbock repräsentiert vor allem die Eigenschaften Klarheit und Selbstbewusstsein, die durch den jeweiligen Geburtsstein unterstützt werden können. Ungleichgewichte können bei Menschen dieser Gruppe durch Druck, Zwang und hohe Ansprüche an sich selbst entstehen. Hier helfen die Ausgleichssteine.

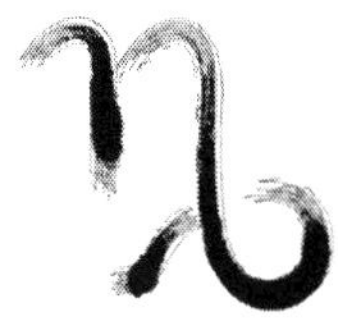

CAPRICORN

Sternzeichen: Steinbock		**Datum:** 22. Dezember bis 19. Januar	
Zugeordnetes Element: Erde	**Hauptsteine:** Bergkristall, Amethyst	**Farben:** violette, schwarze und transparente Steine	
Intervall	**1. Intervall:** 22.12. bis 31.12.	**2. Intervall:** 01.01. bis 09.01.	**3. Intervall:** 10.01. bis 19.01.
Beispiel Geburtsstein	Amethyst	Bergkristall	Diamant, schwarz (Rohstein) Alternativen: Onyx, Obsidian (wirken nicht so stark, sind dafür aber preisgünstiger)
Beispiel Ausgleichsstein	Sonnenstein; Morganit; Schörl		

Sternzeichen Wassermann (Aquarius)

Das Sternzeichen Wassermann symbolisiert unter anderem die Stärken Individualität und Kreativität, die durch den jeweiligen Geburtsstein unterstützt werden können. Ungleichgewichte können bei Menschen dieser Gruppe durch Konfliktvermeidung, oberflächliches Denken, Impulsivität und mangelnde Geduld entstehen. Hier helfen die Ausgleichssteine.

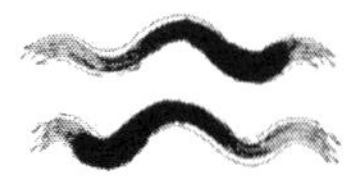

AQUARIUS

Sternzeichen: Wassermann	**Datum:** 20. Januar bis 19. Februar

Zugeordnetes Element: Luft	**Hauptstein:** Aquamarin	**Farben:** besonders lichtblaue Steine

Intervall	**1. Intervall:** 20.01. bis 29.01.	**2. Intervall:** 30.01. bis 08.02.	**3. Intervall:** 09.02. bis 19.02.
Beispiel Geburtsstein	Labradorit, blau	Aquamarin	Topas, blau
Beispiel Ausgleichsstein	Aragonit; Magnesit; Versteinertes Holz		

Sternzeichen Fische (Pisces)

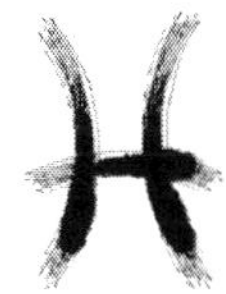

PISCES

Das Sternzeichen Fische steht überwiegend für die Eigenschaften Hingabe, Sensibilität, Empathie und Spiritualität, die durch den jeweiligen Geburtsstein unterstützt werden können. Ungleichgewichte entstehen bei diesem Tierkreiszeichen durch den Verlust des Realitätssinns, der Aufopferung für ihre Mitmenschen sowie das Wandeln von Extrem zu Extrem. Hier helfen die Ausgleichssteine.

Sternzeichen: Fische		**Datum:** 19. Februar bis 20. März	
Zugeordnetes Element: Wasser	**Hauptstein:** Morganit		**Farben:** besonders roséfarbene Steine
Intervall	**1. Intervall:** 19.02. bis 29.02.	**2. Intervall:** 01.03. bis 10.03.	**3. Intervall:** 11.03. bis 20.03.
Beispiel Geburtsstein	Kunzit, rosa	Morganit Alternative: Rosenquarz (wirken nicht so stark, sind dafür aber preisgünstiger)	Girasol
Beispiel Ausgleichsstein	Achat; Türkis; Amethyst		

Sternzeichen Widder (Aries)

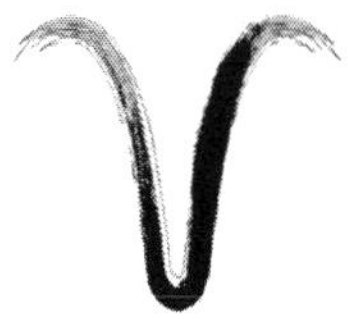

ARIES

Das Sternzeichen Widder repräsentiert vor allem die Eigenschaften Dynamik, Energie und Mut, die durch den jeweiligen Geburtsstein unterstützt werden können. Ungleichgewichte können bei Menschen dieser Gruppe durch Überforderung, Überreizung, Impulsivität und die mangelnde Fähigkeit zur Empathie entstehen. Hier helfen die Ausgleichssteine.

Sternzeichen: Widder	**Datum:** 21. März bis 20. April

Zugeordnetes Element: Feuer	**Hauptstein:** Jaspis, rot	**Farben:** besonders rote Steine

Intervall	**1. Intervall:** 21.03. bis 30.03.	**2. Intervall:** 31.03. bis 09.04.	**3. Intervall:** 10.04. bis 20.04.
Beispiel Geburtsstein	Granat; Rubin; Spinell	Jaspis, rot	Feuerachat, Achat, rot
Beispiel Ausgleichsstein	Rosenquarz; Amethyst; Tigereisen		

Sternzeichen Stier (Taurus)

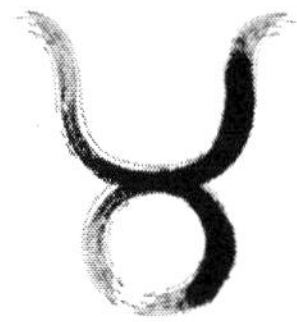

TAURUS

Das Sternzeichen Stier symbolisiert unter anderem die Stärken Leidenschaft, Zielstrebigkeit und Traditionsbewusstsein, die durch den jeweiligen Geburtsstein unterstützt werden können. Ungleichgewichte können bei Menschen dieser Gruppe durch die Angst vor Veränderung, eine am Verstand orientierte Denkweise und mangelnde Risikobereitschaft entstehen. Hier helfen die Ausgleichssteine.

Sternzeichen: Stier	**Datum:** 21. April bis 20. Mai

Zugeordnetes Element: Erde	**Hauptstein:** Bernstein	**Farben:** besonders orange Steine

Intervall	**1. Intervall:** 21.03. bis 30.04.	**2. Intervall:** 01.05. bis 10.05.	**3. Intervall:** 11.05. bis 20.05.
Beispiel Geburtsstein	Karneol	Bernstein	Honigcalcit
Beispiel Ausgleichsstein	Malachit; Moosachat; Chrysopal		

Sternzeichen Zwillinge (Gemini)

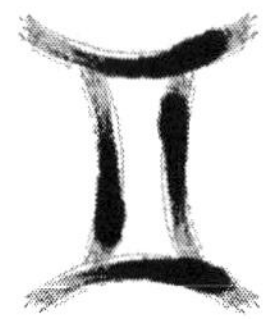

GEMINI

Das Sternzeichen Zwillinge steht überwiegend für die Eigenschaften Kommunikation, Intellekt, Flexibilität und Wissbegierde, die durch den jeweiligen Geburtsstein unterstützt werden können. Ungleichgewichte entstehen bei diesem Tierkreiszeichen durch Probleme bei der Entscheidungsfindung, Bindungsunfähigkeit und Zerstreutheit. Hier helfen die Ausgleichssteine.

Sternzeichen: Zwillinge	**Datum:** 21. Mai bis 20. Juni		
Zugeordnetes Element: Luft	**Hauptstein:** Gold	**Farben:** besonders goldene und gelborange Steine	
Intervall	**1. Intervall:** 21.05. bis 30.05.	**2. Intervall:** 05. bis 10.06.	**3. Intervall:** 11.06. bis 20.06.
Beispiel Geburtsstein	Goldtopas Alternative: Opal, gelb (wirkt nicht so stark, ist dafür aber preisgünstiger)	Gold Alternative: Pyrit (wirkt nicht so stark, ist dafür aber preisgünstiger)	Fluorit, gelb
Beispiel Ausgleichsstein	Tigerauge; Aquamarin; Jaspis, gelb		

Sternzeichen Krebs (Cancer)

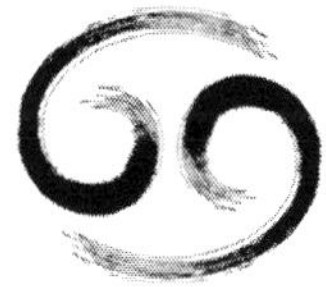

CANCER

Das Sternzeichen Krebs repräsentiert vor allem die Eigenschaften Sensibilität, Emotionalität und spirituelle Entwicklung, die durch den jeweiligen Geburtsstein unterstützt werden können. Ungleichgewichte können bei Menschen dieser Gruppe durch innere Unruhe, Launenhaftigkeit, Konfliktvermeidung und das Fehlen der eigenen Meinung entstehen. Hier helfen die Ausgleichssteine.

Sternzeichen: Krebs		**Datum:** 21. Juni bis 22. Juli	
Zugeordnetes Element: Wasser	**Hauptsteine:** Rutilquarz		**Farben:** besonders weiße, transparente und dunkelgelbe Steine
Intervall	**1. Intervall:** 21.06. bis 01.07.	**2. Intervall:** 02.07. bis 11.07.	**3. Intervall:** 12.07. bis 22.07.
Beispiel Geburtsstein	Jaspis, gelb	Rutilquarz Alternative: Turmalin (wirkt nicht so stark, ist dafür aber preisgünstiger)	Ammonit
Beispiel Ausgleichsstein	Karneol, Bernstein, Amazonit, Calcit		

Sternzeichen Löwe (Leo)

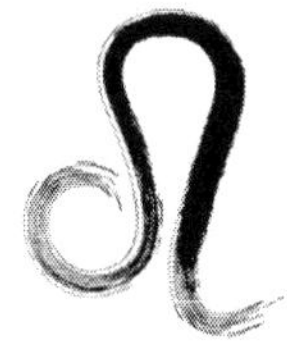

LEO

Das Sternzeichen Löwe symbolisiert unter anderem die Stärken Selbstbewusstsein, Großzügigkeit, Kreativität und den Glauben an sich selbst, die durch den jeweiligen Geburtsstein unterstützt werden können. Ungleichgewichte können bei Menschen dieser Gruppe durch Schwierigkeiten zur Anpassung und Unterordnung, Kritikunfähigkeit sowie mangelnden Gemeinschaftssinn entstehen. Hier helfen die Ausgleichssteine.

Sternzeichen: Löwe		**Datum:** 23. Juli bis 22. August	
Zugeordnetes Element: Feuer	**Hauptsteine:** Citrin		**Farben:** besonders strahlende, gelbe Steine
Intervall	**1. Intervall:** 23.07. bis 01.08.	**2. Intervall:** 02.08. bis 12.08.	**3. Intervall:** 13.08. bis 22.08.
Beispiel Geburtsstein	Orthoklas	Citrin	Turmalin, gelb Alternative: Fluorit, gelb (wirkt nicht so stark, ist dafür aber preisgünstiger)
Beispiel Ausgleichsstein	Diamant; Kunzit; Dravit		

Sternzeichen Jungfrau (Virgo)

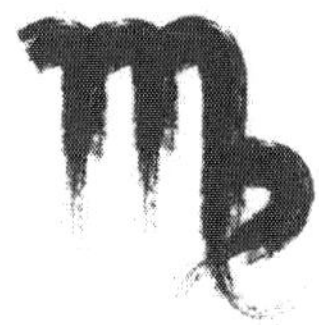

VIRGO

Das Sternzeichen Jungfrau repräsentiert die Stärken Selbstreflexion, Aufrichtigkeit und Analysefähigkeit, die durch den jeweiligen Geburtsstein unterstützt werden können. Ungleichgewichte können bei Menschen dieser Gruppe durch Stress, das Verlieren in Details, Perfektionismus und Kontrollzwang entstehen. Hier helfen die Ausgleichssteine.

Sternzeichen: Jungfrau		**Datum:** 23. August bis 22. September	
Zugeordnetes Element: Erde	**Hauptsteine:** Brasilianit		**Farben:** besonders grüngelbe Steine
Intervall	**1. Intervall:** 23.08. bis 02.09.	**2. Intervall:** 03.09. bis 12.09.	**3. Intervall:** 13.09. bis 22.09.
Beispiel Geburtsstein	Chrysoberyll Alternative: Jade, gelb (wirkt nicht so stark, ist dafür aber preisgünstiger)	Brasilianit Alternative: norwegischer Jade (wirkt nicht so stark, ist dafür aber preisgünstiger)	Serpentin
Beispiel Ausgleichsstein	Rutilquarz; Charoit; Rubellit		

Sternzeichen Waage (Libra)

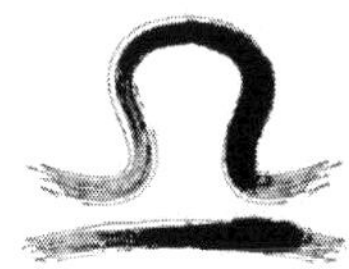

LIBRA

Das Sternzeichen Waage steht überwiegend für die Eigenschaften Harmonie, Gerechtigkeit und Diplomatie, die durch den jeweiligen Geburtsstein unterstützt werden können. Ungleichgewichte entstehen bei diesem Tierkreiszeichen durch das Verleugnen der eigenen Bedürfnisse, Unaufrichtigkeit, Kraftlosigkeit und mangelndes Ich-Bewusstsein. Hier helfen die Ausgleichssteine.

Sternzeichen: Waage		**Datum:** 23. September bis 22. Oktober	
Zugeordnetes Element: Luft	**Hauptsteine:** Jade, grasgrün		**Farben:** besonders grasgrüne Steine
Intervall	**1. Intervall:** 23.09. bis 02.10.	**2. Intervall:** 03.10. bis 12.10.	**3. Intervall:** 13.10. bis 22.10.
Beispiel Geburtsstein	Olivin	Jade, grasgrün	Smaragd Alternative: Aventurin (wirkt nicht so stark, ist dafür aber preisgünstiger)
Beispiel Ausgleichsstein	Malachit; Jaspis, rot; Heliotrop		

Sternzeichen Skorpion (Scorpio)

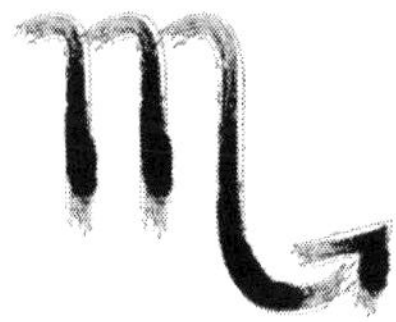
SCORPIO

Das Sternzeichen Skorpion repräsentiert vor allem die Eigenschaften der Bewältigung persönlicher Herausforderungen und der Ergründung der eigenen inneren Welt, die durch den jeweiligen Geburtsstein unterstützt werden können. Ungleichgewichte können bei Menschen dieser Gruppe durch Misstrauen, mangelnde Offenheit, zwanghaftes Denken und Handeln sowie Oberflächlichkeiten entstehen. Hier helfen die Ausgleichssteine.

Sternzeichen: Skorpion		**Datum:** 23. Oktober bis 21. November	
Zugeordnetes Element: Wasser	**Hauptsteine:** Türkis		**Farben:** besonders blaugrüne Steine
Intervall	**1. Intervall:** 23.10. bis 02.11.	**2. Intervall:** 03.11. bis 12.11.	**3. Intervall:** 12.11. bis 21.11.
Beispiel Geburtsstein	Malachit	Türkis	Amazonit
Beispiel Ausgleichsstein	Fluorit; Chrysopras		

Sternzeichen Schütze (Sagittarius)

Das Sternzeichen Schütze symbolisiert unter anderem die Stärken Idealismus, Gemeinschaftssinn und geistiges Streben, die durch den jeweiligen Geburtsstein unterstützt werden können. Ungleichgewichte können bei Menschen dieser Gruppe durch den Verlust des Realitätssinns, emotionales Abschotten von der Außenwelt, Kompromisslosigkeit und Überheblichkeit entstehen. Hier helfen die Ausgleichssteine.

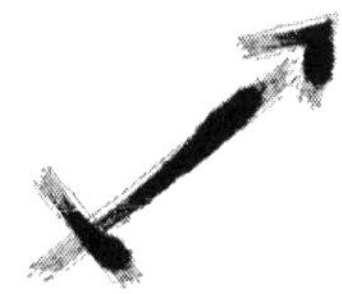

SAGITTARIUS

Sternzeichen: Schütze		**Datum:** 22. November bis 21. Dezember	
Zugeordnetes Element: Feuer	**Hauptsteine:** Chalcedon, hellblau		**Farben:** besonders hellblaue Steine
Intervall	**1. Intervall:** 22.11. bis 01.12.	**2. Intervall:** 02.12. bis 11.12.	**3. Intervall:** 13.12. bis 21.12.
Beispiel Geburtsstein	Larimar Alternative: Zeringit (wirkt nicht so stark, ist dafür aber preisgünstiger)	Chalcedon, hellblau	Tansanit Alternative: Sodalith (wirkt nicht so stark, ist dafür aber preisgünstiger)
Beispiel Ausgleichsstein	Dolomit; Indigolith; Azurit-Malachit		

Entfalte dein Potenzial

Heilsteine besitzen eine unbändige Kraft, die, richtig eingesetzt, für unser Wohlergehen sorgt, damit wir unser volles Potenzial entfalten können. In dem vorliegenden Buch haben wir bis zu diesem Punkt bereits viel über die verschiedensten Heilsteine und ihren Nutzen gelernt. Doch nun wollen wir die Theorie in die Praxis bringen, indem wir konkrete Probleme, wie beispielsweise Anspannungen, Unruhe, Ängste und Verschlossenheit, näher betrachten, um zu erfassen, mit welchen Mineralien und konkreten Techniken wir diese Herausforderungen meistern können.

LEBENSENERGIE AKTIVIEREN

Freude und Vitalität machen das Leben zu einer sehr angenehmen Erfahrung. Wenn die körpereigene Energie nicht ausreicht, um das zu tun, was man liebt und was das eigene Herz belebt, ist das ein erdrückendes Gefühl. Wie du wieder deine Lebensenergie aktivieren kannst und welche Heilsteine dir dabei helfen, lernst du in den folgenden Zeilen. Somit stehen deinen Vorhaben, die in dir Lebensfreude und Energie erwecken, nichts mehr im Weg.

Geeignete Heilsteine für die Aktivierung der Lebensenergie

Das Mineral **Hämatit** wird auch der „Stein der Kraft und Lebensfreude" genannt, der seinem Namen entsprechend Müdigkeit, Mattheit und Erschöpfung entgegenwirkt.

Der **rote Jaspis** sorgt in erster Linie für einen Anstieg der Energie, ebenso erdet er seinen Anwender, schenkt seelische Kraft und vermittelt Ausdauer. Auch die geistige Balance erhöht er.

Der **Rosenquarz** ist ein wunderbares Mineral, das aufgrund seiner Zusammensetzung und Heilkraft die Energie steigert und Harmonie bringt. Er gleicht Blockaden und Störungen aus, die den freien Fluss der Lebenskraft verhindern.

Der **Citrin** ist schon allein wegen seiner Farbe stimmungsaufhellend. Zudem vermittelt er Lebensfreude, eine positive Lebenseinstellung und gute Laune. All das aktiviert spielerisch die Lebensenergie.

Der **Lepidolith** ist ein besonderer Stein in dieser Gruppe, da er in der Lage ist, die Blockaden zu lokalisieren, die für einen Mangel an Lebensenergie verantwortlich sind. Er identifiziert mögliche Erkrankungen, da er vibriert, wenn er an eine betroffene Stelle des Körpers gehalten wird.
Weitere Heilsteine, die dafür geeignet sind, die innere Kraft zu steigern, sind **Granat, Rubin, Magnetit, Bergkristall** und **Selenit**.

Die Anwendung der Heilsteine – eine Meditation zur Aktivierung der Lebensenergie

1. Bevor du mit deiner Auswahl an Heilsteinen arbeitest, um deine Lebensenergie anzukurbeln, solltest du stets daran denken, diese zuvor zu reinigen, aufzuladen und zu programmieren. Somit gehst du sicher, dass sie dich bestmöglich mit positiver Energie unterstützen können. Wie genau du die Reinigung und Aufladung durchführen solltest, kannst du im Anwendungskapitel nachlesen. Nun gehen wir noch einmal näher auf die Programmierung der Exemplare ein, denn vor der Anwendung ist es ratsam, die Heilsteine mit der jeweiligen Absicht zu versehen. Suche dir einen ruhigen Ort, an dem du entspannen kannst und für eine Weile ungestört bist.
2. Setze dich in einer bequemen Haltung hin und wähle einen geeigneten Stein aus der oben aufgeführten Liste, der dir für deine Heilung dienlich ist. Suche dir den heraus, der dir jetzt gerade, in diesem Moment, am meisten zusagt. Lasse dein Herz entscheiden, denn es wird das richtige Exemplar wählen.

Bevor du mit der Edelstein-Heilung beginnst, konzentriere dich zunächst auf deine Absicht, die du mit der Programmierung in den Stein hineingeben willst.

3. Nimm den gewählten Heilstein in deine Hände und konzentriere dich mit all deinen Sinnen auf diesen. Sprich deine Absicht klar und deutlich aus.

Die folgenden Absichten sind mögliche Beispiele, die du bezüglich deiner Lebensenergie formulieren könntest:

- *Ich informiere diesen Stein mit Energie und Kraft.*
- *Dieser Stein bringt meine Lebensenergie zum Fließen.*
- *Ich ermächtige diesen Stein dazu, den Fluss der Energie in meinem Körper zu aktivieren.*

Nun ist es so weit, zur **Meditation** überzugehen, die deine Lebensenergie mithilfe des Minerals ankurbelt.

4. Eliminiere alle möglichen Störfaktoren, die deine Konzentration von dem Stein und deiner Absicht ablenken könnten.
5. Begebe dich in eine entspannte Körperhaltung, die du ohne Probleme für die Dauer der Meditation beibehalten kannst. Schließe die Augen und atme tief ein und aus.
6. Entscheide selbst, ob du deinen ausgewählten, gereinigten, aufgeladenen und programmierten Heilstein in der Hand halten oder ihn vor dir ablegen möchtest.

ANSPANNUNGEN LÖSEN

Anspannungen – egal, wie sie sich äußern, ob geistig oder körperlich – machen es unmöglich, das Leben in vollen Zügen zu genießen. Bei jedem Schritt, den wir machen, begleiten sie uns und erinnern uns an unsere Gebrechen und Krankheiten. Doch was wäre, wenn wir diese Verspannungen auflösen könnten? Was wäre, wenn sie nicht länger unsere Lebensfreude mindern? Lass uns herausfinden, wie es sich anfühlt, ein Leben zu leben, das nicht länger von Anspannungen begleitet wird.

Geeignete Heilsteine für das Lösen von Anspannungen

Der **Ametrin** hilft bei Anspannungen, die psychischer Natur sind. Damit er bestmöglich wirken kann, sollte er viel am Körper getragen werden, dabei sollte er direkten Kontakt zur Haut haben. Ein besonders potenter Bereich für diese Anwendung ist das Sonnengeflecht, auch Solarplexus genannt, welches ein Nervengeflecht im Bauchraum, zwischen Bauchnabel und Brustbein, ist. Dort befindet sich auch das 3. Chakra, das Solarplexuschakra (Sanskrit: Manipura = leuchtender Juwel). Von hier aus kann sich die Energie des Ametrins in den restlichen Körper verteilen und an den betroffenen Stellen helfen. Der **Amethyst** bringt seinem Anwender Gelassenheit sowie Ausgeglichenheit, was sich positiv auf Verspannungen jeglicher Art auswirkt. Eine stresslindernde Wirkung bei emotionaler Anspannung besitzen der **Zitrin**, der **Sonnenstein**, der **Bergkristall** und der **Rhodonit** sowie der **Rosenquarz**, der **Tubellit** und der **Pyrit**. Des Weiteren unterstützt der **Malachit-Chrysokoll** sämtliche seelische Verkrampfungen. Für Anspannungen, die ihre Ursache auf der körperlichen Ebene finden, helfen die Heilsteine **Antimonit**, **Schwingquarz**, **Zoisit**, **Magnesit** und **Tigerauge**. Diese sind vor allem bei Nackenverspannungen zu empfehlen.Weitere geeignete Heilsteine für die Linderung von Anspannungen sind unter anderem der **Rauchquarz** und der **Lepidolith**.

Die Anwendung der Heilsteine – das Auflegen zum Lösen von Anspannungen

Bevor du mit deiner Auswahl an Heilsteinen arbeitest, um deine Anspannungen zu lösen, solltest du stets daran denken, diese zuvor zu reinigen, aufzuladen und zu programmieren. Somit gehst du sicher, dass sie dich bestmöglich mit positiver Energie unterstützen können. Wie genau du die **Reinigung** und **Aufladung** durchführen solltest, kannst du im Anwendungskapitel nachlesen. Nun gehen wir noch einmal näher auf die **Programmierung** der Exemplare ein, denn vor der Anwendung ist es ratsam, die Heilsteine mit der jeweiligen Absicht zu versehen.

1. Suche dir einen ruhigen Ort, an dem du entspannen kannst und für eine Weile ungestört bist.
2. Setze dich in einer bequemen Haltung hin und wähle einen geeigneten Stein aus der oben aufgeführten Liste, der dir für deine Heilung dienlich ist. Suche dir den heraus, der dir jetzt gerade, in diesem Moment, am meisten zusagt. Lasse dein Herz entscheiden, denn es wird das richtige Exemplar wählen.

Bevor du mit der Edelstein-Heilung beginnst, konzentriere dich zunächst auf deine Absicht, die du mit der Programmierung in den Stein hineingeben willst.

3. Nimm den gewählten Heilstein in deine Hände und konzentriere dich mit all deinen Sinnen auf diesen. Sprich deine Absicht klar und deutlich aus.

Die folgenden Absichten sind mögliche Beispiele, die du bezüglich deiner Anspannungen formulieren könntest:

- *Ich informiere diesen Stein mit Entspannung und Entlastung.*
- *Dieser Stein lässt mich loslassen und bringt mir Erholung.*
- *Ich ermächtige diesen Stein dazu, mir körperlichen und geistigen Frieden zu schenken, wann immer ich es benötige.*

Nun ist es so weit, zur Methode des **Auflegens** überzugehen, die mithilfe des Minerals Anspannungen in dir auflöst.

4. Eliminiere alle möglichen Störfaktoren, die deine Konzentration von dem Stein und deiner Absicht ablenken könnten.

5. Begebe dich in eine entspannte, liegende Körperhaltung, die du ohne Probleme für die Dauer der Heilung beibehalten kannst. Schließe die Augen und atme tief ein und aus.
6. Lege den Heilstein nun auf deinen Körper auf, sodass er direkten Hautkontakt hat.
- Bei geistiger Anspannung lege den Heilstein mittig auf deine Stirn.
- Bei körperlicher Anspannung lege den Heilstein auf die betroffene Stelle, zum Beispiel auf die Schultern oder auf den Rücken.

7. Spüre tief in dich hinein und nimm wahr, welche Empfindungen du durch die Energie des Heilsteins erkennen kannst. Bewerte das Erlebte nicht, lass es einfach zu und die Heilung geschehen. Du brauchst nichts weiter zu tun, als dich zu entspannen und die Kraft des Heilsteins wirken zu lassen. Genieße die Zuwendung, die du dir damit selbst schenkst.
8. Beende das Auflegen, wann immer du...
- ... dich unwohl fühlst oder unangenehme Empfindungen verspürst.
- ... dich bereit fühlst, die Heilstein-Anwendung zu beenden.

9. Bedanke dich zunächst bei deinem Heilstein für die Unterstützung. Öffne langsam deine Augen, atme tief ein und aus und nimm die positive Wirkung des Auflegens mit in deinen Alltag.

Mit der Methode des **Auflegens** wird eine besonders intensive Form der Heilung durchgeführt, da der jeweilige verwendete Heilstein direkten Körperkontakt an der Stelle herstellt, die von einer Blockade betroffen ist. Die positiven Energien können somit an Ort und Stelle in die Problemzone eindringen und lokal wirken, ohne große Distanzen zurücklegen zu müssen. Dadurch ist diese Methode besonders effektiv und vor allem bei körperlichen Leiden zu empfehlen.

STIMMUNGSAUFHELLER

Jeder kennt diese Tage, an denen die Laune im Keller ist und scheinbar nichts und niemand sie heben kann. Alles, was uns passiert, wird überlagert von schlechter Stimmung, wodurch wir uns selbst blockieren. Wir können das Gute und Positive einfach nicht zulassen, wenn wir schlecht drauf sind. Wäre es nicht wunderbar, wenn wir ein Hilfsmittel kennen würden, mit dem wir unsere Laune schlagartig anheben könnten? Die folgenden Zeilen lehren dich ein paar Tipps und Tricks rund um die Arbeit mit Heilsteinen, die deine Stimmung aufhellen, wann immer du es benötigst.

Geeignete Heilsteine für das Anheben der Stimmung

Der **Lapislazuli** ist ein Mineral, das als der „Stein der Optimisten“ gilt, da er Blockaden auf der seelischen Ebene löst. Mit seiner Hilfe können übrigens auch hervorragend alte, schlechte Gewohnheiten abgewöhnt werden, indem er bei sich getragen wird.

Der **Citrin** hilft bei Phobien und vertreibt schon allein wegen seines Strahlens Depressionen und Ängste. Gegen schlechte Laune sind zudem der **Granat** und der **Antimonit** zu empfehlen. Auch der **Lepidolith** ist ein schöner Heilstein für diesen Zweck, da er Negativität abwehrt. Diese Eigenschaft besitzt ebenso der **Achat**, welcher zusätzlich inneren Ärger und Bitterkeit transformiert. Die weiße Version dieses Minerals, der **weiße Achat**, hilft konkret bei negativen Empfindungen wie Wut und Trauer. Schlechte Laune begleitet durch negative Erwartungshaltung wird durch den **Girasol** ausgeglichen. Weitere Heilsteine zum Anheben der Stimmung sind der **Bergkristall** und der **Ametrin**.

Die Anwendung der Heilsteine – einen Schutzstein programmieren zum Anheben der Stimmung

Bevor du mit deiner Auswahl an Heilsteinen arbeitest, um deine Laune anzuheben, solltest du stets daran denken, diese zuvor zu reinigen, aufzuladen und zu programmieren. Somit gehst du sicher, dass sie dich bestmöglich mit positiver Energie unterstützen können. Wie genau du die **Reinigung** und **Aufladung** durchführen solltest, kannst du im Anwendungskapitel nachlesen. Nun gehen wir noch einmal näher auf die **Programmierung** der Exemplare ein, denn vor der Anwendung ist es ratsam, die Heilsteine mit der jeweiligen Absicht zu versehen.

1. Suche dir einen ruhigen Ort, an dem du entspannen kannst und für eine Weile ungestört bist.
2. Setze dich in einer bequemen Haltung hin und wähle einen geeigneten Stein aus der oben aufgeführten Liste, der dir für deine Heilung dienlich ist. Suche dir den heraus, der dir jetzt gerade, in diesem Moment, am meisten zusagt. Lasse dein Herz entscheiden, denn es wird das richtige Exemplar wählen.

Bevor du mit der Edelstein-Heilung beginnst, konzentriere dich zunächst auf deine Absicht, die du mit der Programmierung in den Stein hineingeben willst.

3. Nimm den gewählten Heilstein in deine Hände und konzentriere dich mit all deinen Sinnen auf diesen.
4. Schließe deine Augen und stelle dir vor, wie sich ein Schutzschild um den Stein formt. Dieses Energiefeld weitet sich stark aus und integriert deinen ganzen Körper in seiner Blase.
5. Sprich nun deine Absicht klar und deutlich aus.

Die folgenden Absichten sind mögliche Beispiele, die du bezüglich deiner Stimmung formulieren könntest:

- *Ich informiere diesen Stein mit guter Laune und Positivität.*
- *Dieser Stein lässt mich lachen und die Schönheit in allem, was ist, erkennen.*
- *Ich ermächtige diesen Stein dazu, negative Energien von mir fernzuhalten und diese in Positivität zu transformieren, wann immer dies nötig ist.*

Damit dich die vor negativen Kräften abschirmende Blase stets beschützt, solltest du den Stein immer bei dir tragen, wenn es sich gut für dich anfühlt. Ob als Talisman, Amulett oder Handschmeichler – die Wahl bleibt dir überlassen.

Das **Programmieren** ist eine Methode, die sich der eigenen Geisteskraft bedient. Wie wir bereits gelernt haben, besitzt die eigene Absicht einen sehr großen Einfluss darauf, in welche Richtung der Heilstein wirkt und wie erfolgreich der Energietransfer erfolgt. Zur Programmierung ist es aus diesem Grund notwendig, dass du dir klarmachst, was du mit und durch deinen gewählten Heilstein erreichen möchtest. Benötigst du allgemeine Unterstützung oder soll dir das Mineral möglicherweise bei einem konkreten Leiden Energie spenden? Egal, was es ist, stelle sicher, dass du eine verständliche, direkte und vor allem eindeutige Intension formulierst, die genau das aussagt, was du von deinem Heilstein verlangst.

INNERE RUHE FINDEN

Wenn wir innerlich aufgewühlt sind, verlieren wir die Fähigkeit, klar zu denken. Unruhe und Stress lösen ein Gedankenchaos aus, das verhindert, dass wir rationale Entscheidungen treffen können, die zu unseren Gunsten sind. In Momenten großer innerer Anspannung, die die Klarheit des Geistes mindert, müssen wir als Erstes zur Ruhe finden, bevor wir voreilige Entschlüsse fassen, die möglicherweise unserem Vorhaben nicht dienlich sind. Doch wenn wir im Stress sind, ist dies deutlich leichter gesagt als getan. Nun werden dir Heilsteine vorgestellt, die dir in diesem Fall Abhilfe schaffen können.

Geeignete Heilsteine für das Finden innerer Ruhe

Bei Unruhe sind der **Amethyst**, der **Aventurin**, der **Peridot**, der **Aquamarin**, der **blaue Chalcedon**, der **Jade**, der **Lapis Lazuli**, der **Chrysokoll** sowie der **Saphir** zu empfehlen, denn sie besitzen eine stark beruhigende Wirkung auf den Menschen. Auch der **Goldtopas** und der **Zitrin** wirken sich entspannend auf die Nerven aus. Bei Nervosität haben sich der **Beryll**, der **Chrysopras**, der **Fluorit**, der **Diamant** und der **Spinell** bewährt, während der **Malachit** und der **Apophyllit** besonders wirksam bei Nervosität, begleitet von starker Überempfindlichkeit, sind.

Weitere Heilsteine, die für das Finden innerer Ruhe geeignet sind, sind der **Sodalith**, der **Turmalin**, der **Rutilquarz**, der **Topas**, der **Smaragd** und der **Türkis**, ebenso der **Rauchquarz**, der **Mondstein** und der **weiße Achat**.

Die Anwendung der Heilsteine – eine Meditation für innere Ruhe

Bevor du mit deiner Auswahl an Heilsteinen arbeitest, um deine innere Ruhe zu finden, solltest du stets daran denken, diese zuvor zu reinigen, aufzuladen und zu programmieren. Somit gehst du sicher, dass sie dich bestmöglich mit positiver Energie unterstützen können. Wie genau du die **Reinigung** und **Aufladung** durchführen solltest, kannst du im Anwendungskapitel nachlesen. Nun gehen wir noch einmal näher auf die **Programmierung** der Exemplare ein, denn vor der Anwendung ist es ratsam, die Heilsteine mit der jeweiligen Absicht zu versehen.

1. Suche dir einen ruhigen Ort, an dem du entspannen kannst und für eine Weile ungestört bist.
2. Setze dich in einer bequemen Haltung hin und wähle einen geeigneten Stein aus der oben aufgeführten Liste, der dir für deine Heilung dienlich ist. Suche dir den heraus, der dir jetzt gerade, in diesem Moment, am meisten zusagt. Lasse dein Herz entscheiden, denn es wird das richtige Exemplar wählen.

Bevor du mit der Edelstein-Heilung beginnst, konzentriere dich zunächst auf deine Absicht, die du mit der Programmierung in den Stein hineingeben willst.

3. Nimm den gewählten Heilstein in deine Hände und konzentriere dich mit all deinen Sinnen auf diesen. Sprich deine Absicht klar und deutlich aus.

Die folgenden Absichten sind mögliche Beispiele, die du bezüglich deiner inneren Ruhe formulieren könntest:

- *Ich informiere diesen Stein mit Ruhe und Gelassenheit.*
- *Dieser Stein bringt mir Geduld und Entspannung.*
- *Ich ermächtige diesen Stein dazu, mich mit einer wohligen Hülle aus Gelassenheit und innerer Ruhe zu umhüllen.*

Nun ist es so weit, zur **Meditation** überzugehen, die das Gefühl der inneren Ruhe in dir mithilfe des Minerals auslöst.

4. Eliminiere alle möglichen Störfaktoren, die deine Konzentration von dem Stein und deiner Absicht ablenken könnten.
5. Begebe dich in eine entspannte Körperhaltung, die du ohne Probleme für die Dauer der Meditation beibehalten kannst. Schließe die Augen und atme tief ein und aus.
6. Entscheide selbst, ob du deinen ausgewählten, gereinigten, aufgeladenen und programmierten Heilstein in der Hand halten oder ihn vor dir ablegen möchtest.

DURCHSETZUNGSKRAFT ERHÖHEN

Wie schade ist es bloß, ausgeklügelte Pläne entwickelt zu haben, doch diese aufgrund von mangelnder Beharrlichkeit und Widerstandskraft nicht realisieren zu können? Es ist frustrierend, großartige Ziele zu verfolgen, die jedoch nicht aus eigener Kraft durchgesetzt werden. Mit den folgenden Heilsteinen und ihrer Anwendung wird es dir gelingen, deine Durchsetzungskraft zu erhöhen, um anschließend in deinem Leben all das erreichen zu können, was du dir fest vorgenommen hast. Welche Absicht verfolgst du in deinem Leben, die davon profitieren würde?

Geeignete Heilsteine für das Erhöhen der Durchsetzungskraft

Ein verstärktes Durchsetzungsvermögen erreichst du mit Heilsteinen wie dem **Amethyst**, dem **Granat**, dem **Spinell** und dem **Jaspis**. Ebenso wirken der **Karneol**, der **Labradorit**, der **Sodalith** und der **Rhodonit** positiv auf diese Eigenschaft. Die für das Durchsetzen eigener Ideen und Meinungen benötigte Selbstsicherheit erhältst du durch den **Citrin**.

Die Anwendung der Heilsteine – das Tragen zur Erhöhung der Durchsetzungskraft

Bevor du mit deiner Auswahl an Heilsteinen arbeitest, um deine Durchsetzungskraft zu erhöhen, solltest du stets daran denken, diese zuvor zu reinigen, aufzuladen und zu programmieren. Somit gehst du sicher, dass sie dich bestmöglich mit positiver Energie unterstützen können. Wie genau du die **Reinigung** und **Aufladung** durchführen solltest, kannst du im Anwendungskapitel nachlesen. Nun gehen wir noch einmal näher auf die **Programmierung** der Exemplare ein, denn vor der Anwendung ist es ratsam, die Heilsteine mit der jeweiligen Absicht zu versehen.

1. Suche dir einen ruhigen Ort, an dem du entspannen kannst und für eine Weile ungestört bist.
2. Setze dich in einer bequemen Haltung hin und wähle einen geeigneten Stein aus der oben aufgeführten Liste, der dir für deine Heilung dienlich ist. Suche dir den heraus, der dir jetzt gerade, in diesem Moment, am meisten zusagt. Lasse dein Herz entscheiden, denn es wird das richtige Exemplar wählen.

Bevor du mit der Edelstein-Heilung beginnst, konzentriere dich zunächst auf deine Absicht, die du mit der Programmierung in den Stein hineingeben willst.

3. Nimm den gewählten Heilstein in deine Hände und konzentriere dich mit all deinen Sinnen auf diesen. Sprich deine Absicht klar und deutlich aus.

Die folgenden Absichten sind mögliche Beispiele, die du bezüglich deiner Durchsetzungskraft formulieren könntest:

- *Ich informiere diesen Stein mit Belastbarkeit und Widerstandskraft.*
- *Dieser Stein stärkt mein Selbstvertrauen und meine Beharrlichkeit.*
- *Ich ermächtige diesen Stein dazu, meine Durchsetzungskraft zu erhöhen, wann immer ich es benötige.*

Das **Tragen** von unterstützenden Edelsteinen ist immer eine gute Idee, um zusätzlich zu anderen Methoden der Anwendung die Kräfte der Mineralien auf den eigenen Körper wirken zu lassen. Dabei verhält sich der Heilungsprozess passiv, denn du musst nichts weiter tun, als ihn bei dir zu haben, während du deinen Alltag meisterst. Wenn du also deinen Heilstein, den du aus der Liste gewählt hast, mit einer entsprechenden Programmierung bei dir trägst, wird er dir Kraft in Situationen spenden, die eine Erhöhung deiner Durchsetzungskraft erfordern – egal, wann du dich wo befindest. Deine Pläne und Ziele sind nicht länger nur Ideen in deinem Kopf, denn mit der neuen Energie wird es dir gelingen, sie auch umzusetzen.

SANFTMUT ZEIGEN

Sanftmut ist eine Tugend, die zeigt, dass der Mensch starke Empfindungen wie Reizbarkeit, Zorn und Aggression überwunden hat. Er trägt positive Eigenschaften, darunter Geduld, Ausgeglichenheit und Wohlwollen, in sich, die seinen Charakter formen und ihn zu einer angenehmen Gesellschaft machen. Auch du kannst zu mehr Sanftmut finden und lernen, diese Tugend deiner Umgebung entgegenzubringen. Güte, Herzlichkeit und Rücksichtnahme sind wunderbare Eigenschaften, die deine Mitmenschen an dir schätzen werden.

Geeignete Heilsteine für das Zeigen von Sanftmut

Für mehr Sanftmut empfiehlt sich der **Prasem**, denn er vereinfacht das Lösen von Konflikten und das Loslassen vergangener Ereignisse, die belasten. Der **weiße Achat** wird auch als der „Friedensstein" unter den Mineralien bezeichnet und vermittelt Gleichgewicht sowie Harmonie, was die Voraussetzung für das Zeigen von Sanftmut ist. Auch der **Amethyst** besitzt Eigenschaften, die diese Tugend fördern, darunter sorgt er für mehr

Klarheit und Vertrauen. Der **Rosenquarz** wirkt besonders auf den Umgang mit anderen Menschen ein, sodass er die Nächstenliebe, das Verständnis, das Vertrauen und eben die Sanftmut verstärkt.

Die Anwendung der Heilsteine – eine Meditation und Programmierung für mehr Sanftmut

Bevor du mit deiner Auswahl an Heilsteinen arbeitest, um deine Sanftmut zu verstärken, solltest du stets daran denken, diese zuvor zu reinigen, aufzuladen und zu programmieren. Somit gehst du sicher, dass sie dich bestmöglich mit positiver Energie unterstützen können. Wie genau du die **Reinigung** und **Aufladung** durchführen solltest, kannst du im Anwendungskapitel nachlesen. Nun gehen wir noch einmal näher auf die **Programmierung** der Exemplare ein, denn vor der Anwendung ist es ratsam, die Heilsteine mit der jeweiligen Absicht zu versehen.

1. Suche dir einen ruhigen Ort, an dem du entspannen kannst und für eine Weile ungestört bist.
2. Setze dich in einer bequemen Haltung hin und wähle einen geeigneten Stein aus der oben aufgeführten Liste, der dir für deine Heilung dienlich ist. Suche dir den heraus, der dir jetzt gerade, in diesem Moment, am meisten zusagt. Lasse dein Herz entscheiden, denn es wird das richtige Exemplar wählen.

Bevor du mit der Edelstein-Heilung beginnst, konzentriere dich zunächst auf deine Absicht, die du mit der Programmierung in den Stein hineingeben willst.

3. Nimm den gewählten Heilstein in deine Hände und konzentriere dich mit all deinen Sinnen auf diesen. Sprich deine Absicht klar und deutlich aus.

Die folgenden Absichten sind mögliche Beispiele, die du bezüglich deiner Sanftmut formulieren könntest:

- *Ich informiere diesen Stein mit Sanftmut und Ausgeglichenheit.*
- *Dieser Stein bringt mir Geduld und Verständnis.*
- *Ich ermächtige diesen Stein dazu, die Eigenschaften Herzlichkeit, Rücksichtnahme und Sanftmut in mir zu erwecken, wann immer ich es benötige.*

Nun ist es so weit, zur **Meditation** überzugehen, die mithilfe des Minerals das Gefühl der Sanftmut in dir auslöst.

4. Eliminiere alle möglichen Störfaktoren, die deine Konzentration von dem Stein und deiner Absicht ablenken könnten.
5. Begebe dich in eine entspannte Körperhaltung, die du ohne Probleme für die Dauer der Meditation beibehalten kannst. Schließe die Augen und atme tief ein und aus.
6. Entscheide selbst, ob du deinen ausgewählten, gereinigten, aufgeladenen und programmierten Heilstein in der Hand halten oder ihn vor dir ablegen möchtest.
7. Schließe deine Augen und rufe dir in Gedanken erneut die Absicht, Sanftmut zu zeigen, auf. Konzentriere dich voll und ganz auf diesen Satz und stimme dich dadurch mit Körper und Geist auf deine Heilstein-Anwendung ein.
8. Visualisiere, wie sich mit jedem Einatmen in dir Ruhe und Gelassenheit ausbreiten. Beim Ausatmen verlassen Stress, Anspannung, Ungeduld und negative Gefühle deinen Körper. Führe dies so lange fort, bis sich die Energie in dir vollständig ausgetauscht hat und du nur noch Gelassenheit und Ausgeglichenheit in dir spürst.
9. Stelle dir nun in deinem Herzen eine Kugel aus Energie vor, die sanft pulsiert. Sie symbolisiert Sanftmut, eine wunderbare Eigenschaft, die auch in dir schlummert. Anfangs mag der Energieball noch klein sein, doch mit jedem Atemzug wächst er und breitet sich aus. Nähre ihn mit der Kraft des Heilsteins und deiner Absicht, bis du voll und ganz von Sanftmut umgeben bist, die aus deinem Herzen strahlt.
10. Bade so lange wie du möchtest in dieser Vorstellung. Schmücke sie nach deinen Vorstellungen und Wünschen aus und integriere Gedanken, Erinnerungen und Fantasien, die dich vollständig wohlwollend und sanftmütig gegenüber dir selbst und deinen Mitmenschen fühlen lassen.
11. Wenn es Zeit ist, die Meditation zu beenden, bedanke dich zunächst bei deinem Heilstein für die Unterstützung.
12. Öffne langsam deine Augen, atme tief ein und aus und nimm die positive Wirkung der Meditation mit in deinen Alltag.

SELBSTBEWUSSTSEIN STÄRKEN

In jedem einzelnen Menschen auf der Erde schlummert ein gewaltiges Potenzial, das nur darauf wartet, sich entfalten zu dürfen. Doch das kann es nicht, wenn wir uns unserer eigenen Schönheit, Vollkommenheit und unseren Fähigkeiten nicht bewusst sind – wenn wir unserem *Selbst* nicht *bewusst* sind. Mit dem richtigen Grad an Selbstbewusstsein sind wir in der Lage, für uns einzustehen und mit Stolz unsere Begabungen auszuleben. Zeige endlich der Welt, was in dir steckt – mit Selbstbewusstsein.

Geeignete Heilsteine zur Stärkung des Selbstbewusstseins

Der **Citrin** ist ein hervorragender Stein, der fähig ist, das eigene Selbstvertrauen zu unterstützen. Er verstärkt den Willen, die Motivation, den Eifer und die eigene Individualität, sodass sich Menschen, die mit diesem Heilstein arbeiten, eher trauen, ihre Meinung zu äußern, allgemein entschlossener auftreten und eben selbstbewusster sind. Der Citrin wirkt am besten, wenn er so oft wie möglich am eigenen Körper getragen wird, entweder als Schmuck oder als Handschmeichler zum Beispiel in der Hosentasche. Der **Moosachat** als „Stein des Reichtums" fördert Mut sowie das Vertrauen in sich selbst und in die eigenen Fähigkeiten. Weitere Heilsteine, die das Selbstbewusstsein steigern, sind der **Aquamarin**, der **rote Jaspis**, der **Obsidian**, der **Malachit**, der **Achat** und der **Onyx**.

Die Anwendung der Heilsteine – das Tragen zur Stärkung des Selbstbewusstseins

Bevor du mit deiner Auswahl an Heilsteinen arbeitest, um dein Selbstbewusstsein zu steigern, solltest du stets daran denken, diese zuvor zu reinigen, aufzuladen und zu programmieren. Somit gehst du sicher, dass sie dich bestmöglich mit positiver Energie unterstützen können. Wie genau du die **Reinigung** und **Aufladung** durchführen solltest, kannst du im

Anwendungskapitel nachlesen. Nun gehen wir noch einmal näher auf die **Programmierung** der Exemplare ein, denn vor der Anwendung ist es ratsam, die Heilsteine mit der jeweiligen Absicht zu versehen.

1. Suche dir einen ruhigen Ort, an dem du entspannen kannst und für eine Weile ungestört bist.
2. Setze dich in einer bequemen Haltung hin und wähle einen geeigneten Stein aus der oben aufgeführten Liste, der dir für deine Heilung dienlich ist. Suche dir den heraus, der dir jetzt gerade, in diesem Moment, am meisten zusagt. Lasse dein Herz entscheiden, denn es wird das richtige Exemplar wählen.

Bevor du mit der Edelstein-Heilung beginnst, konzentriere dich zunächst auf deine Absicht, die du mit der Programmierung in den Stein hineingeben willst.

3. Nimm den gewählten Heilstein in deine Hände und konzentriere dich mit all deinen Sinnen auf diesen. Sprich deine Absicht klar und deutlich aus.

Die folgenden Absichten sind mögliche Beispiele, die du bezüglich deines Selbstbewusstseins formulieren könntest:

- *Ich informiere diesen Stein mit Selbstbewusstsein und Durchsetzungsvermögen.*
- *Dieser Stein stärkt meine Souveränität und Selbstbehauptung.*
- *Ich ermächtige diesen Stein dazu, mein Selbstvertrauen zu stärken, wann immer ich es benötige.*

Wenn du deinen Heilstein, den du aus der Liste gewählt hast, mit einer entsprechenden Programmierung bei dir trägst, wird er dir Kraft in Situationen spenden, die eine Stärkung deines Selbstbewusstseins erfordern – egal, wann du dich wo befindest. Du wirst dich schlagartig an deine Fähigkeiten erinnern, die dich mit Leichtigkeit durch Herausforderungen und schwierige Situationen lenken. Es ist nicht länger nötig, dass du an dir zweifelst und dich daraufhin versteckst. Zeige der Welt mit Stolz dein Wesen und deine Begabungen!

ÄNGSTE ABBAUEN

Wenn wir Ängste verspüren, blicken wir wie durch eine Brille der Furcht, die alles, was wir wahrnehmen, verdunkelt und in ein verzerrtes Bild verwandelt. Lebensfreude und -energie entweichen unserem Körper und Geist, wenn wir die Schönheit und Freude, die uns das Leben bereiten kann, nicht mehr sehen können, sondern stattdessen nur unsere schlimmsten Befürchtungen gedanklich wieder und wieder durchleben. Ist es nicht schade, dass wir uns dadurch selbst von den Wundern und der Positivität des Lebens abschotten? Lass uns endlich mithilfe der passenden Heilsteine die Brille der Angst abnehmen.

Geeignete Heilsteine für das Abbauen von Ängsten

Der **Amazonit** ist ein Heilstein, der mit der Förderung der Klarheit im Geist und der Stärkung des Mutes für Veränderungen und Neuerungen in der Lage ist, Ängste zu reduzieren. Für das Beruhigen der Nerven eignen sich der **Goldtopas** und der **Citrin**. Der **Sodalith** baut Ängste ab, indem er seinem Anwender neuen Mut vermittelt. Bei Angstzuständen helfen zudem die Heilsteine **Aquamarin, Turmalin, Smaragd, Bergkristall, Amethyst, Beryll** sowie **Chalzedon**. Bei Kindern hat sich vor allem der **Lapis Lazuli** bewährt, der mit seiner beruhigenden tiefblauen Farbe zudem ein optisches Highlight ist.

Die Anwendung der Heilsteine – eine Meditation und Programmierung für das Abbauen von Ängsten

Bevor du mit deiner Auswahl an Heilsteinen arbeitest, um deine Ängste zu reduzieren, solltest du stets daran denken, diese zuvor zu reinigen, aufzuladen und zu programmieren. Somit gehst du sicher, dass sie dich bestmöglich mit positiver Energie unterstützen können. Wie genau du die **Reinigung** und **Aufladung** durchführen solltest, kannst du im Anwendungskapitel nachlesen. Nun gehen wir noch einmal näher auf die **Programmierung** der Exemplare ein, denn vor der Anwendung ist es ratsam, die Heilsteine mit der jeweiligen Absicht zu versehen.

1. Suche dir einen ruhigen Ort, an dem du entspannen kannst und für eine Weile ungestört bist.
2. Setze dich in einer bequemen Haltung hin und wähle einen geeigneten Stein aus der oben aufgeführten Liste, der dir für deine Heilung dienlich ist. Suche dir den heraus, der dir jetzt gerade, in diesem Moment, am meisten zusagt. Lasse dein Herz entscheiden, denn es wird das richtige Exemplar wählen.

Bevor du mit der Edelstein-Heilung beginnst, konzentriere dich zunächst auf deine Absicht, die du mit der Programmierung in den Stein hineingeben willst.

3. Nimm den gewählten Heilstein in deine Hände und konzentriere dich mit all deinen Sinnen auf diesen. Sprich deine Absicht klar und deutlich aus.

Die folgenden Absichten sind mögliche Beispiele, die du bezüglich deiner Ängste formulieren könntest:

- *Ich informiere diesen Stein mit Mut und Vertrauen.*
- *Dieser Stein stärkt meine Zuversicht in mich und meine Fähigkeiten.*
- *Ich ermächtige diesen Stein dazu, mich mit Energie zu versorgen, die mir Kraft, Hoffnung und Optimismus schenkt, wann immer ich es benötige.*

Nun ist es so weit, zur **Meditation** überzugehen, die mithilfe des Minerals das Gefühl der inneren Ruhe in dir auslöst.

4. Eliminiere alle möglichen Störfaktoren, die deine Konzentration von dem Stein und deiner Absicht ablenken könnten.
5. Begebe dich in eine entspannte Körperhaltung, die du ohne Probleme für die Dauer der Meditation beibehalten kannst. Schließe die Augen und atme tief ein und aus.
6. Entscheide selbst, ob du deinen ausgewählten, gereinigten, aufgeladenen und programmierten Heilstein in der Hand halten oder ihn vor dir ablegen möchtest.
7. Schließe deine Augen und rufe dir in Gedanken erneut die Absicht, deine Ängste abzubauen, auf. Konzentriere dich voll und ganz auf diesen Satz und stimme dich dadurch mit Körper und Geist auf deine Heilstein-Anwendung ein.
8. Stelle dir vor, wie sich mit jedem Atemzug vollständige Entspannung in dir ausbreitet. Wenn du ausatmest, entlässt du gleichzeitig Anspannungen, Stress und sämt-

liche Ängste. Visualisiere ein reinigendes Licht, das dich von Sorgen, Furcht und Unsicherheiten befreit. Nach und nach lösen sich deine schlimmsten Befürchtungen einfach auf.

9. Erschaffe gedanklich das Bild deines freien Selbst. Erlebe das Gefühl, vollständig in deine eigenen Fähigkeiten zu vertrauen, die es dir ermöglichen, in jeder Lebenslage Probleme zu meistern.
10. Verinnerliche die folgenden Affirmationen, während du spürst, wie die Energie des Heilsteins dich unterstützt:

- *Ich weiß zu jedem Zeitpunkt, was zu tun ist.*
- *Ich bewältige Herausforderungen mit Leichtigkeit.*
- *Furcht und Angst transformiere ich mithilfe meines starken Geistes und meiner inneren Kraft.*
- *Ich vertraue in mein Können, denn ich habe nichts zu befürchten.*

11. Bade so lange wie du möchtest in dieser Vorstellung. Schmücke sie nach deinen Vorstellungen und Wünschen aus und integriere Gedanken, Erinnerungen und Fantasien, die dich vollständig gelassen, mutig und vertrauensvoll fühlen lassen.
12. Wenn es Zeit ist, die Meditation zu beenden, bedanke dich zunächst bei deinem Heilstein für die Unterstützung.
13. Öffne langsam deine Augen, atme tief ein und aus und nimm die positive Wirkung der Meditation mit in deinen Alltag.

Diese Meditation ist eine wunderbare Möglichkeit, um effektiv Ängste abzubauen. Doch wenn du unterwegs bist und eine schnellere Lösung für spontane Herausforderungen benötigst, die starke Furcht in dir auslösen, kannst du zusätzlich deinen programmierten Heilstein bei dir tragen. Dieser wird dich stets begleiten und dir demnach fortwährend in deinem Alltag beistehen. Suche dir einen ruhigen Ort, an dem du entspannen kannst und für eine Weile ungestört bist. Wenn du deinen Heilstein, den du aus der Liste gewählt hast, mit einer entsprechenden Programmierung bei dir trägst, wird er dir Kraft in Situationen spenden, die eine angstfreie Haltung erfordern – egal, wann du dich wo befindest. Du wirst dich frei von deinen schlimmsten Befürchtungen fühlen und erleben, wie es sich anfühlt, Entscheidungen aufgrund von Zuversicht, Vertrauen und Mut zu treffen. Die Ängste können dich nicht länger von Glück, Zufriedenheit und Freude im Leben zurückhalten!

SICH FÜR BEZIEHUNGEN ÖFFNEN

Manchmal machen es uns vergangene seelische Verletzungen und negative Erfahrungen schwer, Neues anzunehmen oder Veränderungen durchzustehen. Wenn uns dann ein wunderbarer Mensch begegnet, mit dem wir gern mehr Zeit verbringen würden, können wir unser Glück aufgrund von Ängsten, Hemmungen oder anderen Belastungen aus der Vergangenheit nicht zulassen. Wir können uns nicht öffnen. Doch es gibt einen Ausweg, nämlich wenn wir diesen Konflikt näher betrachten und wir uns mit ihm auseinandersetzen. Einige Heilsteine wirken unterstützend auf diesen Prozess, sodass wir uns nach und nach für zwischenmenschliche Beziehungen öffnen.

Geeignete Heilsteine für das Sich-Öffnen für Beziehungen

Der **Rosenquarz** steht für Verbundenheit und Liebe, was ihn zu einem wunderbaren Heilstein für mehr Offenheit in Beziehungen macht. Er stärkt die Liebesfähigkeit und die Zärtlichkeit, außerdem hilft er den Menschen dabei, sich nach einem Liebeskummer auf eine neue Liebe einlassen zu können. Der **Amethyst** ist ein weiteres Mineral für Partnerschaften, denn er schenkt reinstes Liebesglück. Der **Amazonit** agiert allgemeiner, denn er wird als der „Stein des Öffnens für die Welt" bezeichnet. Auch er unterstützt dich auf deinem Weg. Für mehr Glück in Beziehungen mache Gebrauch vom **Achat**, denn dieser zieht neben Glück auch Liebe an. Der **rote Jaspis** ist ein weiterer Heilstein, der dich für zwischenmenschliche Verbindungen öffnet, da er als der Glücksstein für einen Neubeginn gilt.

Die Anwendung der Heilsteine – das Tragen für mehr Offenheit in Beziehungen

Bevor du mit deiner Auswahl an Heilsteinen arbeitest, um deine Offenheit innerhalb von zwischenmenschlichen Beziehungen zu stärken, solltest du stets daran denken, diese zuvor zu reinigen, aufzuladen und zu programmieren. Somit gehst du sicher, dass sie dich bestmöglich mit positiver Energie unterstützen können. Wie genau du die **Reinigung** und **Aufladung** durchführen solltest, kannst du im Anwendungskapitel nachlesen. Nun gehen wir noch einmal näher auf die **Programmierung** der Exemplare ein, denn vor der Anwendung ist es ratsam, die Heilsteine mit der jeweiligen Absicht zu versehen.

1. Suche dir einen ruhigen Ort, an dem du entspannen kannst und für eine Weile ungestört bist.
2. Setze dich in einer bequemen Haltung hin und wähle einen geeigneten Stein aus der oben aufgeführten Liste, der dir für deine Heilung dienlich ist. Suche dir den heraus, der dir jetzt gerade, in diesem Moment, am meisten zusagt. Lasse dein Herz entscheiden, denn es wird das richtige Exemplar wählen.

Bevor du mit der Edelstein-Heilung beginnst, konzentriere dich zunächst auf deine Absicht, die du mit der Programmierung in den Stein hineingeben willst.

3. Nimm den gewählten Heilstein in deine Hände und konzentriere dich mit all deinen Sinnen auf diesen. Sprich deine Absicht klar und deutlich aus.

Die folgenden Absichten sind mögliche Beispiele, die du bezüglich neuer Beziehungen formulieren könntest:

- *Ich informiere diesen Stein mit Offenheit und Vertrauen.*
- *Dieser Stein stärkt meine Zugänglichkeit für Neues.*
- *Ich ermächtige diesen Stein dazu, Vorurteilslosigkeit und Aufgeschlossenheit gegenüber zwischenmenschlichen Beziehungen zu stärken, wann immer ich es benötige.*

Wenn du deinen Heilstein, den du aus der Liste gewählt hast, mit einer entsprechenden Programmierung bei dir trägst, wird er dir Kraft in Situationen spenden, die deine Offenheit für Beziehungen erfordern – egal, wann du dich wo befindest. Es braucht nur ein wenig Selbstvertrauen und Aufgeschlossenheit, die dir ermöglichen, dich auf einen neuen Menschen einzulassen. Anfangs mag es noch ungewohnt und herausfordernd sein, sich für die bevorstehenden Veränderungen zu öffnen und diese zuzulassen, doch die nötige Unterstützung wirst du von deinem programmierten Heilstein erhalten. Denke nur einmal daran, wie wunderbar eine tiefe Verbindung zu einem Mitmenschen sein kann – es lohnt sich, offen zu sein!

Persönlichkeitsanalyse und Heilsteine

Die Persönlichkeit eines Menschen ist eine höchst individuelle Angelegenheit, deren Komplexität schon einem Wunder gleicht. Die verschiedenen Facetten eines Individuums sind so umfangreich und dennoch völlig unterschiedlich ausgeprägt, sodass sich jedes Mal ein vollständig neuer Charakter ergibt. Auch du besitzt einen solch einzigartigen Wesenszug, den es nicht ein zweites Mal auf dieser Welt gibt. Doch bist du dir dessen bewusst? Hast du deine Persönlichkeit schon einmal in deinem Leben analysiert?

Die meisten unter uns leben ein Dasein in der Gesellschaft, das die Individualität der Menschen nur geringfügig schätzt. Wir alle erhielten in der Schulzeit identische Aufgaben, auch in der Ausbildung oder im Studium wurde unser Wissen durch identische Prüfungen auf die Probe gestellt. Ebenso ist es in vielen Berufen der Fall, bei denen immer wieder die gleichen Abläufe gefordert werden. Umso wichtiger ist es, dass wir uns hin und wieder in Erinnerung rufen, wie einzigartig unsere Persönlichkeit ist und dass dies ein wunderbarer Bestandteil des Lebens ist. Lass uns aus diesem Grund einen genaueren Blick auf deinen einmaligen Charakter werfen und diesen mit tiefgründigen Themen prüfen.

Wir werden dabei die folgenden Fragen näher betrachten:

- *Was bewegt mich?*
- *Was ist mir wichtig?*
- *Was hemmt mich?*
- *Wo will ich hin?*
- *Wie stehe ich in Verbindung zu anderen Menschen?*

All diese Themen sind zentrale Fragen des Lebens, die jeden Menschen beschäftigen. Wenn du dein eigenes Selbst tiefer ergründen willst, agieren diese Formulierungen wie Wegweiser, die dich tiefer und tiefer in die Analyse deiner Persönlichkeit führen und dich in deine Seele blicken lassen. Heilsteine sind für diese bedeutenden Lebensfragen, die Aufschluss über deinen innersten Antrieb geben, eine hervorragende Ergänzung und Unterstützung, denn sie begleiten dich dabei, während du dein Selbst ergründest. Nicht nur fördern sie spezielle Eigenschaften in dir, die du zu verstärken wünscht, sondern sie bieten die optimale energetische Grundlage für den „Tauchgang“ in deine inneren Welten. Verwende sie dazu einfach so, wie du es in diesem Buch auf den vorherigen Seiten bereits gelernt hast. Das Tragen, Auflegen, Aufstellen, die Meditation oder das Edelsteinwasser sind nur einige Vorschläge, doch vergesse nicht das Reinigen, Aufladen und Programmieren der Steine vor der eigentlichen Anwendung. Also: Lass dich nun von den folgenden Unterkapiteln durch die Persönlichkeitsanalyse navigieren und bediene dich der Heilsteine, mit deren Hilfe du genau das Streben in deinem Leben manifestieren kannst, das dich antreibt.

Was bewegt mich?

Um das eigene Selbst tiefer verstehen zu können, wird früher oder später die Frage auftauchen, was uns bewegt. Was ist es, nach dem der Mensch strebt? Welche Grundlebensmotivation treibt ihn an? Aus welchem Antrieb tut er die Dinge, die er tut? Stelle auch du dir die Frage, was dich bewegt. Ist es die allumfassende Liebe, die du dir von dir Selbst und deinen Mitmenschen erhoffst, oder sind Anerkennung und Ruhm jene Energien, die deine Entscheidungen steuern? Möglicherweise strebst du auch nach Selbstverwirklichung, wie auch immer sie für dich persönlich aussehen mag. Mit den in der folgenden Tabelle aufgelisteten Heilsteinen kannst du die Frage, was dich bewegt, tiefer ergründen und deine persönlichen Grundlebensmotivationen mit Energie erfüllen.

Deine Notizen:

____

____

____

Es ist wichtig, anzumerken, dass wir all diese Motivationen ergründen, um uns darüber bewusst zu werden, warum wir denken, fühlen und handeln, wie wir es tun. Dieser zentrale Antrieb des Lebens liegt an der Basis unseres Selbst, es ist wie die Wurzel, durch die all unser Sein genährt wird. Egal, was wir sagen, tun oder denken – alles ist auf unsere Grundlebensmotivation ausgerichtet. Sämtliche Eigenschaften, die unsere Persönlichkeit formen, sind dafür geschaffen, unserem innersten Antrieb gerecht zu werden. Da wir hier unmöglich alle nur erdenklichen Lebensmotive bearbeiten könnten, konzentrieren wir uns auf die zentralen drei Aspekte, nach denen jeder Mensch mehr oder weniger strebt: Liebe, Anerkennung und Selbstverwirklichung. Mit diesem Verlangen wird jedes Kind geboren und es trägt es sein Leben lang bei sich. Wenn wir im Laufe unserer Existenz auf der Erde Glück durch die Erfüllung des Bedürfnisses nach Liebe,

Anerkennung und Selbstverwirklichung erfahren, erhalten wir ein wundervolles Geschenk. Analog dazu kommt uns das Leben mühselig, unfair und undankbar vor, wenn wir keine Freude, keine Verbundenheit, keine Akzeptanz und keinen Selbstausdruck ausleben können. Doch all diese Dinge, die uns bewegen, sind Motivationen, die wir in unserem Selbst finden – nicht in der materiellen Welt und auch nicht in anderen Menschen. Wenn wir die Liebe und Anerkennung nicht für unsere eigene Persönlichkeit empfinden können, werden uns automatisch auch die Liebe und die Anerkennung durch unsere Umwelt nicht glücklich machen können. Wenn wir uns allein darauf ausrichten, was andere Menschen von uns halten, wird unser Glück für immer abhängig von der Meinung anderer sein. Wenn wir hingegen uns selbst bedingungslos als die Persönlichkeit lieben, die wir gegenwärtig sind, verlieren Kommentare, Bewertungen und Beschuldigungen anderer Menschen uns gegenüber an Bedeutung. Diese Äußerungen sind nicht länger mächtig genug, um unsere tiefe Liebe für uns selbst zu erschüttern. Sie sind nicht länger mächtig genug, um unsere Fähigkeiten, Talente, Qualitäten und Begabungen zu mindern. Sie sind nicht länger mächtig genug, um uns an uns selbst zweifeln zu lassen.

Hemmungen	Beispiel Heilstein
Liebe	- Rosenquarz - Achat - Fluorit, blau - Aquamarin - Rhodonit - Chrysopras - Turmalin, rosa
Anerkennung	- Rauchquarz - Türkis - Tigerauge - Labradorit
Selbstverwirklichung	- Malachit - Rhodonit - Rubin

Was ist mir wichtig?

Jeder Mensch hat seine eigenen Vorstellungen von Dingen, die ihm im Leben wichtig sind. Die persönliche Lebenshaltung entscheidet darüber, welche Eigenschaften wir als erstrebenswert ansehen und welche Werte wir in unserem Leben vertreten. Die Persönlichkeit setzt sich aus den verschiedensten Qualitäten, aber auch Schwächen zusammen, die wir innerhalb der Analyse unseres Selbst ergründen wollen.

In der Menschheitsgeschichte haben bereits viele Berühmtheiten, Religionen und Kulturen eine Auswahl von Tugenden getroffen, die sie besonders schätzen. Platon (427-347 vor Christus) beispielsweise legte sein Augenmerk auf Tapferkeit, Gerechtigkeit, Besonnenheit und Weisheit, während die sieben christlichen Tugenden Weisheit, Gerechtigkeit, Tapferkeit, Mäßigung, Glaube, Liebe und Hoffnung darstellen. Der Konfuzianismus hingegen spricht von Menschlichkeit, rechtem Handeln, Höflichkeit, Weisheit und Wahrhaftigkeit. Diese doch unterschiedlichen Glaubensansätze verbinden einige zentrale Werte. Schon immer wurden diese positiven Eigenschaften, die Ethik, Moral und Sitte verkörpern, bei Menschen auf der ganzen Welt geschätzt.

Welche Werte hältst du für besonders wichtig in deinem Leben? Welche Eigenschaften möchtest du gern verstärken, weil sie für dich bedeutende Tugenden sind? Die Tabelle weiter unten gibt dir einige Vorschläge mit an die Hand und zeigt dir jene Heilsteine, die diese positiven Eigenschaften verstärken können.

Deine Notizen:

____

____

____

Werte / Tugenden	Beispiel Heilstein
Ehrlichkeit	- Amethyst - Honig-Opal - Lapis Lazuli - Rubin
Geduld	- Aventurin - Jade - Amazonit
Weisheit	- Lapis Lazuli - Bergkristall - Saphir - Türkis
Tapferkeit	- Charoit
Mäßigung	- Amazonit - Goldfluss - Jaspis, grün
Empathie	- Magnetit - Rosenquarz
Liebe	- Apatit - Rubin
Demut	- Amethyst - Jaspis
Wohlwollen	- Bernstein - Türkis - Prasem
Fleiß	- Chalzedon
Integrität	- Lapis Lazuli - Apophyllit
Beständigkeit, Ausdauer, Beharrlichkeit	- Feueropal - Charoit - Aquamarin
Friedfertigkeit, Gewaltlosigkeit	- Aquamarin - Aventurin, rot - Bronzit - Chrysopras - Howlith, weiß
Disziplin	- Amethyst - Aquamarin
Treue	- Smaragd - Rubin

Was hemmt mich?

Je tiefer wir uns in die Persönlichkeitsanalyse begeben, desto mehr tauchen unsere Schattenseiten auf. Es gehört dazu, auch unsere Ängste und Hemmungen zu identifizieren, wenn wir unser Selbst vollständig ergründen wollen. Es ist sogar essenziell, jenen Faktoren auf den Grund zu gehen, die uns selbst und unsere persönliche Entfaltung blockieren. Ob fehlendes Selbstvertrauen und fehlende Lebensfreude, mangelnder Mut oder körperliche Beschwerden – all dies können Gründe sein, die dich behindern, was immer du erreichen willst oder wer auch immer du sein möchtest. Auch Unruhe, Nervosität, fehlende Charakterstärke, veraltete Glaubenssätze und natürlich alle Ängste sind ebenso Blockaden, die dir nicht dienlich sind. Was ist es also, das dich hemmt? Was hält dich zurück, wenn es um das Erreichen deiner Ziele geht? Welche Dinge behindern deinen Erfolg?

Deine Notizen:

____

____

____

Die hier aufgelisteten Heilsteine sind dafür bekannt, sämtliche Blockaden lösen zu können, die dich hemmen, du selbst zu sein und dein volles Potenzial zu entfalten. Nutze sie also, um dich von deinem Ballast und deinen selbst auferlegten Beschränkungen zu befreien.

Hemmungen	Beispiel Heilstein
Blockaden lösen	- Uwarowit - Granat - Howlith, weiß - Jaspis, rot (Blockaden durch andere Menschen) - Lapis Lazuli - Obsidian - Sardonyx

Wo will ich hin?

Wir alle haben gewisse Ziele im Leben, die wir verfolgen. Sie können sich im Laufe des Lebens ändern oder möglicherweise haben wir ein großes Vorhaben, auf das wir uns bereits seit Jahren vorbereiten. Diese Pläne sind das Resultat aus unseren eigenen Ansichten über die Welt, aus unseren Wertevorstellungen sowie aus unserer innersten Grundlebensmotivation. Wo wir hin wollen, was wir mit unserem Leben also erreichen wollen, begründet sich darin, was für eine Persönlichkeit wir sind.

Für einige Menschen besteht das Lebensziel darin, eine erfolgreiche Karriere im Beruf abzuschließen, wovon sie sich Anerkennung und Selbstverwirklichung erhoffen. Mit Tugenden wie Fleiß, Ausdauer und Disziplin überwinden sie ihre Hemmungen und Blockaden, bis sie ihre Pläne verwirklicht haben.

Ebenso kann ein großartiges Ziel darin bestehen, eine eigene Familie zu gründen und für diese zu sorgen. Die Liebe ist dabei die oberste Motivation, die in Form von Hingabe, Geduld und Empathie an die Kinder weitergegeben werden soll. Auch bei diesem Wunsch müssen früher oder später Blockaden überwunden werden, um an diesen Herausforderungen als Persönlichkeit wachsen zu können.

Wie du sehen kannst, können die zentralen Lebensziele stark variieren, denn jeder Mensch besitzt eine andere Bestimmung. Wir kommen alle mit einer stark individuellen und höchst einzigartigen Persönlichkeit auf diese Erde, die ihr eigenes Bestreben nach und nach offenbart. Wenn wir wirklich glücklich und erfüllt leben wollen, müssen wir diesem Streben in unserem eigenen Interesse nachgehen. Wenn wir versuchen, die Ziele anderer Menschen erfüllen zu wollen, weil wir glauben, dass wir dann genauso erfolgreich und somit zufrieden sein werden, werden wir früher oder später bemerken, dass der Weg eines Mitmenschen nicht unbedingt der richtige Weg für uns sein muss. Wenn beispielsweise eine Mutter, die ihr Glück mit ihren Kindern und ihrer Familie gefunden hat, versucht, krampfhaft einer beruflichen Karriere nachzujagen, die sie nur von ihrer eigentlichen Bestimmung fernhält, wird sie nie Erfüllung finden. Andererseits könnte es durchaus vorkommen, dass jemand, der große Talente in der Ausübung eines bestimmten Berufs besitzt, unglücklich wird, wenn er diese nicht ausleben kann.

Es existieren mindestens so viele Lebensziele, wie es Menschen auf dem Planeten gibt. Eine jede Persönlichkeit sollte für sich herausfinden, wohin sie eigentlich will, also was sie mit ihrem Leben erreichen möchte. Was ist es also, das du verfolgst? Welche Ziele und Pläne willst du umsetzen? Worin siehst du deine Bestimmung?

Deine Notizen:

____

____

____

Die folgende Tabelle listet einige Eigenschaften auf, die für die Realisierung jeder Art von Lebensziel benötigt werden. Die jeweiligen Heilsteine und deren Anwendung unterstützen dich also dabei, deine Bestimmung zu finden, Pläne zu schmieden, diese umzusetzen und somit zu Erfolg und Erfüllung zu gelangen. Egal, welche Art von Vorhaben du verfolgst, ob du ein besserer Elternteil sein möchtest oder deine Karriere auf ein neues Level anheben willst, diese Heilsteine helfen dir bei der Realisierung deiner großartigen Ideen.

Eigenschaft	Beispiel Heilstein
Zielstrebigkeit, Willensstärke	- Jaspis, gelb
Kreativität, Ideenreichtum	- Dalmatinerstein - Moosachat
Steigerung des eigenen physischen und psychischen Potenzials	- Rubin
Ziele umsetzen, Realisierung von Ideen, Dinge in Angriff nehmen	- Dalmatinerstein - Jaspis, gelb - Kalzit
Optimismus, Zuversicht, den eigenen Träumen treu bleiben	- Malachit - Dalmatinerstein - Sodalith
Konzentration auf das Vorhaben, Prioritäten setzen	- Kalzit - Prasem
Ausdauer, Durchhaltevermögen	- Jaspis, gelb - Onyx
Erfolg	- Malachit

Wie stehe ich in Verbindung zu anderen Menschen?

Wir Menschen sind Wesen, die ihre Zeit gern in Gemeinschaft verbringen – das ist ein Bedürfnis, das tief in uns verankert ist. Dementsprechend begleiten uns andere Individuen auf unserem Lebensweg, die uns bei unseren Träumen unterstützen, denen auch wir helfen und vor allem, die uns neue Erfahrungen und ein tieferes Verständnis für uns selbst ermöglichen. Andere Menschen sind ein Spiegelbild unseres Selbst, das bedeutet, dass wir, wann immer wir anderen in die Augen blicken, auch einen Teil von uns entdecken.

Wie wir mit unseren Mitmenschen umgehen, sagt viel über unsere eigene Persönlichkeit aus. Für eine ausführliche und umfassende Analyse unseres Wesens ist es also erforderlich, dass wir unsere zwischenmenschlichen Verbindungen näher unter die Lupe nehmen.

Welche Verbindung hegst du zu deinen Mitmenschen? Wie reagierst du auf andere in herausfordernden Situationen? Welche Eigenschaften zeigst du deinem Umfeld, wenn deine innersten Bedürfnisse erfüllt wurden und du glücklich bist?

Deine Notizen:

____

____

____

Nutze die Antworten der Fragen, um zu ergründen, in welcher Verbindung du zu anderen Menschen und zu dir selbst stehst. Daraus kannst du wertvolle Erkenntnisse ziehen, die dein künftiges Zusammenleben mit deinem Umfeld erleichtern werden. Die hier gezeigten Heilsteine unterstützen dich in herausfordernden Zeiten, wenn du ein wenig Hilfe im Umgang mit anderen begrüßen würdest. Sie sind eine hervorragende Möglichkeit, um ein friedvolleres, verständnisvolleres und liebevolleres Miteinander aufzubauen.

Hemmungen	Beispiel Heilstein
Aufgeschlossenheit zeigen	- Howlith, weiß
Lösen von Konflikten	- Lapis Lazuli - Moosachat - Phodonit
Aufbau einer liebevollen Beziehung (zu sich selbst und anderen)	- Chrysokoll
Kontaktbereitschaft, Kommunikation verbessern (zuhören, sich selbst mitteilen)	- Chalzedon
Empathie und Verständnis zeigen	- Rosenquarz - Jaspis, gelb
Vertrauen aufbauen	- Turmalin, grün
Hemmungen abbauen	- Howlith, weiß
Toleranz und Akzeptanz stärken	- Chrysopras - Kunzit - Amazonit - Chrysokoll - Friedensachat
Kompromissbereitschaft erhöhen	- Magnetit
Aggressives Verhalten / Umgangston gegenüber anderen mindern	- Friedensachat
Versöhnung und Vergebung	- Selenit - Rhodonit
Falsche Freunde und Täuschungen erkennen	- Schneeflocken-Obsidian - Hämatit
Einflüsse / Blockaden durch an dere mindern durch das Aufbauen gesunder Distanz, Abgrenzung und Selbstständigkeit	- Jaspis, rot - Rubin - Opalglas - Saphir - Turmalin

ERKENNE DEINE EINZIGARTIGE PERSÖNLICHKEIT UND LERNE, DIESE ZU SCHÄTZEN

Es geht nicht darum, ein perfekter Mensch zu sein, der keine Fehler und keine Macken besitzt. Diese Analyse dient also nicht dem Zweck, Kritik an sich selbst zu üben. Vielmehr sollten wir unsere eigene Persönlichkeit und ihre einzigartigen Ausprägungen anerkennen und wertschätzen. Niemand auf der Erde ist so wie du und nicht ein einziger Mensch sieht die Welt durch deine Augen, so, wie du es tust. Das allein ist ein unglaubliches Wunder, das, wenn man genauer darüber nachdenkt, atemberaubend ist.

Der „Tauchgang“ in deine innere Welt, auf den Grund deiner Seele, den du durch die vorangegangenen Fragen absolviert hast, soll dich deinem Selbst näher bringen. Es ist immer eine äußerst spannende Erkenntnis, zu ergründen, welchen grundlegenden Antrieb die eigene Persönlichkeit bewegt, was einem persönlich wichtig ist, was man im Leben erreichen will, wie man zu anderen Menschen steht und welche Ängste und Blockaden einen davon abhalten, sich die tiefsten Träume zu erfüllen.

Dieser Prozess des Bewusstwerdens über sich selbst ist kein leichter, denn er erfordert, dass wir uns mit unseren positiven Seiten, aber auch mit unseren Schattenseiten auseinandersetzen. Aus diesem Grund ist ein wenig Unterstützung eine willkommene Geste, die wir durch die Kraft der Heilsteine erhalten. In jedem Bereich der Persönlichkeitsanalyse steht dir eine große Auswahl an Mineralien zur Verfügung, mit deren Hilfe du dir ein umfassendes Bild über das machen kannst, was in dir steckt. Ergründe dein Selbst und entdecke, welches Potenzial in dir schlummert.

Die Kraft der Heilsteine

Die wundersamen Edelsteine und Kristalle verbergen hinter ihrem meist imposanten, doch immer einzigartigen Äußeren eine Kraft und Energie in sich, die wir noch immer nicht vollends verstehen. Und dennoch können wir das Potenzial der Heilsteine spüren, wenn wir mit ihnen arbeiten, und genau darum geht es: Wir nutzen sie für unser Wohlergehen.

Schon immer schmückten sich die Menschen mit edlen und funkelnden Steinen, die für Reichtum, Ansehen und Eleganz stehen. Diese Art von Körperschmuck kennen wir aus vielen Kulturen auf der ganzen Welt, doch höchstwahrscheinlich war es nicht nur der optische Reiz der Edelsteine, der die Herrscher und Könige dazu bewegte, sich mit Kristallen zu verzieren. Heutzutage ist es beinahe jedem Menschen möglich, Zugang zum Wissen rund um die Heilsteine zu erlangen. Damit erhalten wir ein großartiges Geschenk, denn wenn wir die hier in diesem Buch präsentierten Kenntnisse in den eigenen Alltag integrieren können, werden wir in der Lage sein, unser persönliches Wohlergehen und damit auch unsere Freude am Leben zu steigern. Nun liegt es ganz an dir, die Theorie in die Praxis umzusetzen. Damit du von den hier vorgestellten Inhalten bestmöglich profitieren und die Anwendung optimal durchführen kannst, solltest du zumindest am Anfang die Schritt-für-Schritt-Anweisungen befolgen, um ein Gefühl für die Heilsteine und dafür, wie sie auf dich wirken, zu entwickeln.

Nach und nach wirst du bemerken, dass es sich ganz natürlich anfühlt, sie als Begleiter in deinem Alltag zu integrieren, und es wird dir leicht fallen, mit ihnen zu arbeiten. Spätestens, wenn du ihr enormes Potenzial ihrer Kräfte in Form von heilenden und energetisierenden Auswirkungen auf deinen Körper, Geist und deine Seele bemerkst, wirst du nicht anders können, als dir die Mineralien in deiner alltäglichen Routine zu Nutze zu machen.

Ich wünsche dir von ganzem Herzen Freude bei der Arbeit mit diesen wundersamen, faszinierenden und doch so ursprünglichen Heilsteinen. Erlaube ihnen, dein Leben und deine Gesundheit zu transformieren.